THE BRAIN HEALTH BOOK

Using the Power of Neuroscience to Improve Your Life

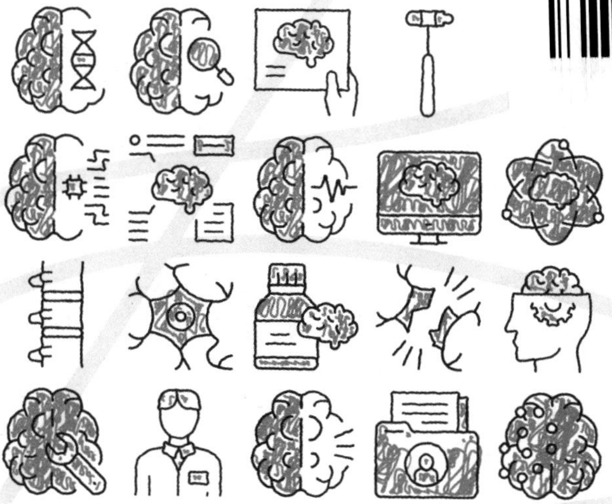

脑健康手册

预防认知衰退的科学指南

〔美〕约翰·伦道夫（John Randolph） 著

韩桔苹 马春晓 译

北京大学出版社
PEKING UNIVERSITY PRESS

著作权合同登记号　图字:01-2024-0516

图书在版编目(CIP)数据

脑健康手册 ：预防认知衰退的科学指南 / （美）约翰·伦道夫（John Randolph）著 ；韩桔苹，马春晓译. 北京 ：北京大学出版社，2025. 7. -- ISBN 978-7-301-36346-1

Ⅰ. R161. 1-49

中国国家版本馆 CIP 数据核字第 2025PJ1498 号

书　　名	脑健康手册：预防认知衰退的科学指南 NAOJIANKANG SHOUCE：YUFANG RENZHI SHUAITUI DE KEXUE ZHINAN
著作责任者	［美］约翰·伦道夫（John Randolph）　著 韩桔苹　马春晓　译
责任编辑	赵晴雪　马敬钞
标准书号	ISBN 978-7-301-36346-1
出版发行	北京大学出版社
地　　址	北京市海淀区成府路 205 号　100871
网　　址	http://www.pup.cn　新浪微博：@北京大学出版社
电子邮箱	zpup@pup.cn
电　　话	邮购部 010-62752015　发行部 010-62750672 编辑部 010-62754271
印 刷 者	河北博文科技印务有限公司
经 销 者	新华书店
	650 毫米×980 毫米　16 开本　15.75 印张　182 千字 2025 年 7 月第 1 版　2025 年 7 月第 1 次印刷
定　　价	68.00 元

献给 Kaia

序言

在大众文化中，关于大脑以及如何提升其功能的信息越来越多。报纸文章、网络资源和脱口秀经常热衷于吹捧单次研究的结果，声称这些研究阐明了大脑是如何运作的或如何运作得更好。广告和垃圾邮件到处推销保健品或者其他产品的好处：奇迹般地改变大脑的内在运作方式。但是哪些是真的有帮助？哪些是炒作？是否有令人信服的科学知识可以转化并应用于我们在决策、方法和生活方式上的选择？

21 世纪初，我开始关注脑健康科学。我不明白为什么在神经心理学界或学术期刊上这个主题没有受到更多的关注。作为一名神经心理学家（专攻脑与行为关系的临床心理学家），相比于如何提升思维能力，我更擅长记录和诊断认知障碍。在受训过程中，我不断地被灌输这样的观点——一旦大脑受伤、生病、衰老或者运作不正常，我们便对此无能为力。而这一观点我从来不愿相信。

当我继续钻研脑健康的研究时，我觉得在各类会议中为同事们总结相关结论或许会有帮助。因此，针对这个主题，我做了多场讲座。机会来了，一位曾经听过我讲座的出版社编辑建议我为专业读者写一本相关的书。我接受了他的建议，并且享受着为领域内人士编写一本有关脑健康的参考书的艰辛和收获。

在写作过程中，我一直在想，在我的小专业领域之外，人们可能会对一本研究脑健康科学的书感兴趣。为那些对神经科学、神经心理学、脑健康等领域好奇，但没有相关教育经历的人介绍这类研究似乎非常有帮助。也许，在考虑科学问题时，不应该过于深入，但还是要澄清我们可能在媒体上听过的一些与大脑有关的观点和术语。也许分享一些神经科学领域令我兴奋的最新进展，有助于我们日常生活中的实践应用。比如，神经元可以通过锻炼生长——一个直到最近对于医学专家以及研究者来说还很陌生的理念。

就是这本小书。我真诚地希望你享受阅读它的过程。我也希望你可以通过神经和行为科学研究的最新进展得到启发，让我们的大脑更健康。当然，科学不应该处在真空中：你可以立刻应用本书的内容来提升大脑的功能，甚至改变你的生活。我还在书中加入了一些案例，详细介绍了生活方式的选择是如何对我的患者的认知能力产生积极影响的。此外，如果你对这些科学研究的细节感兴趣，正文的注释部分有很多参考文献，这些文献是极具创新性的脑健康研究的代表。

不管怎么说，请放轻松，根据你的兴趣阅读部分章节或通读全书，你会发现提升脑健康的大部分方法是免费的或便宜的、有趣的、能丰富情感和激发灵感的（包括美味的食物）。你的大脑会为此感谢你。

致谢

在撰写本书的过程中,我得到了许多人的支持,特此致谢。

首先,感谢 Peter Arnett,Heather Wishart,Jennifer Randolph,Lauren Strober,Chris Higginson,Maureen Schmitter-Edgecombe,Naomi Chaytor,Robert Roth,Patricia Pimenta,Ben Hill,Maureen O'Connor,Malissa Kraft,Bruce Levine,Amanda Rabinowitz,Stephen Aita,Dede Ukueberuwa,Gray Vargas,Ronald Ruff,Ruben Echemendia,Michelle Braun,Robert Ferguson,Bill Gunn,Justin Miller,Sarah Banks 和其他参与本书讨论,以及参与脑健康、心理韧性等研究项目的同事和朋友们。

非常感谢 Dawn Huebner 的鼓励和建议,推动我将专业内容改得通俗易懂。

同样感谢 Robert Emmons 向我介绍与感恩相关的神经科学文献。

我很幸运有乐于助人的朋友和同事愿意阅读本书的部分章节并提供了有用的建议。感谢你们:Travis Lovejoy,Paul Wager,Vicky Drucker,Kate St. James,Michael Campos,Paul Kwon,Joanne

Berns，Paul Gallagher，Jane Torpie，以及 Peter Thorne。

谢谢我的朋友 Bruce Levine 和 Tony Abbate，我们在壁球和网球场挥汗如雨，践行着运动和社交对脑健康的有益影响。

感谢我在达特茅斯学院的学生们，这么多年你们启发了我对脑健康的研究兴趣，以及普及相关理念的愿望。

感谢 Angelina Lionetta 提出的建设性意见：为读者添加思考与讨论题。

感谢我的编辑，Deborah Malmud，感谢她对这本书的兴趣和热情，以及在本书撰写过程中给予我的建设性意见和支持。同样感谢 Sara McBride，Mariah Eppes，Kevin Olsen，Megan Bedell，Nicholas Fuenzalida，以及 W. W. 诺顿出版公司（W. W. Norton & Company）的其他同事在行政和后勤方面提供的协助。

特别感谢我的好妻子 Jen，谢谢她在写作过程中对我的鼓励和支持，以及与我在科学研究上的切磋。

谨以此书献给我聪明伶俐、多才多艺、情感丰富、全面发展的女儿 Kaia。

目录

第一部分　大脑及其运作方式

01 脑健康的四个领域 3

02 神经科学与脑健康的关系 19

03 认知三要素
注意、记忆和执行功能 34

第二部分　增强大脑功能的认知策略和生活方式

04 最有效的策略 51

05 运动对大脑的作用 69

06 社交与大脑
保持联系以改善神经连接 91

07 健脑的好处
脑力活动和业余爱好 111

第三部分　预防认知问题的其他方法

08 人如其食
营养与认知 131

09 睡眠与大脑充分休息的好处 154

10 舒缓紧张的大脑 172

11 健康问题和吸烟对大脑的影响 192

第四部分　勇往直前——将想法付诸行动

12 坚持有益于脑健康的生活方式 209

总结　脑健康的基本要点 223

思考与讨论 230

附录 1　神经科学中的“科学” 231

附录 2　神经成像技术概述 235

附录 3　提供健脑服务的专业人士 237

译者后记 241

第一部分

大脑及其运作方式

01

脑健康的四个领域

提到健康时，我们会用许多方式来定义它。身体健康指的是不生病或生病后迅速康复的能力。心血管健康与我们的心脏和血管如何正常运转有关。心理健康包括很多方面，通常指的是我们如何调节情绪和管控压力。知易行难，但我们总是会选择最健康的生活方式。

本书的重点是我认为一直被忽视的健康类型：脑健康，也称认知健康。健康的其他方面从根本上都取决于脑和认知健康。我们做决定、记忆新信息、专注完成任务以及高效加工信息的能力越强，身体就越有可能全速运转。无论是学习、工作、养家还是退休，大脑保持最高水平的运作能力至关重要。

你可能在很多地方看到过关于脑健康或认知健康的信息。你的电子邮件收件箱可能被宣传保健品的信息淹没了，而这些保健品你可能从没听说过。也许你看过一些广告，描述他们的产品或项目能在短时间内改善记忆力。“电脑益智游戏”所谓的好处也被大肆宣扬。还有一些以脑健康为主题的书籍，一些是有价值的，而另一些可能只是废纸。

本书并不是在推广某种能改善大脑工作效率的灵丹妙药。想想看：如果我们能用一种神奇的药丸或策略在短时间内改善大脑，早就这么做了。大脑经过数十万年的进化才达到现在这种不可思议的状态。那些声称在几天或几周内就能起效的营销说辞，就像我祖母常说的那样，简直是“一派胡言”。

话虽如此，大量的科学研究已经阐明，随着时间的推移，我们可以做些什么来帮助大脑更有效地工作、更有效地编码新信息、更准确地专注于手头的任务。本书的写作目的是确保与脑和认知健康有关的科学知识能够为你所用。我们将考虑各种策略、生活方式、饮食选择，以及其他已知能提高大脑功能的因素。我们还将讨论如何逐步学习积极的、有益脑健康的做法，绕开过去可能阻碍我们养成这些好习惯的障碍。改变行为习惯很难，但是当我们采用循序渐进的策略，接受相关的科学建议时，培养新的行为习惯和生活方式便是可行的。

本书是这样编排的。前 3 章介绍神经科学、认知健康和大脑如何运作的背景知识。本章的后半部分引入了一个有用且易于记忆的脑和认知健康模型。这个模型贯穿全书，我们将以此拓宽视角，思考如何用积极的策略和生活方式来滋养和改善大脑。

从第 4 章开始，每章均采用三段式结构。第一节为“科学背景”，概述最近和以往学术界就某些主题所做的研究，比如运动对大脑的好处或营养如何影响思维能力。这一部分有助于阐明与大脑有关的主题的重要性，以及为什么要将该主题纳入书中。如果你想了解更多，页下注列出了相关研究的参考文献。

第二节为“基本要点”，简要总结每一章的重要科学发现和相关应用，可以作为快速复习的参考。

第三节是“关键问题”。这一部分将帮助你归纳重点内容，制订个人规划，朝着你期待的方向前进。规划将以清单的形式呈现，方便你绘制培养健脑习惯的蓝图。你会看到一些用于记录当前活动水平的空行，明确过去（或将来可能）遇到的障碍，并制订近期和长期目标。这种规划对改变行为习惯帮助很大。我们知道，监控自己的行为可以提高对自我行为倾向的认识，并做出我们想要（或需要）的改变。

需要指出的是，读者可以随时阅读本书的任一部分或章节。不需要强迫自己从头到尾按部就班地阅读；也许你对有关运动的章节特别感兴趣，或者想从与社交活动相关的内容开始读。促进脑和认知健康的方法有很多，当你努力养成积极的生活方式时，可以先从与你最相关的内容开始。

有关大脑的迷思和误解

在流行文化中，我们会从新闻、熟人和医疗保健相关从业人员那里听到关于大脑如何运作的信息。这些信息一次又一次地出现在我们眼前，甚至没有任何科学证据的支持。下面，让我们来看看一些常见的说法(或误解)：

- **记忆力显著减退是衰老过程中的自然现象。**

千万不要相信这个说法。这是关于衰老过程最大的误解之一：无论如何，大脑都会萎缩，我们会患上阿尔茨海默病或其他形式的痴呆。事实上，在90岁之前，大多数人不会出现明显的记忆或其他认知障碍。而且，对于90岁以上的长者，50%以上的人不会出现痴呆症状[1]。此外，我们知道有些人的大脑衰老得相当慢，研究人员称他们为"超级老人"。与年轻30岁的人相比，他们的大脑几乎没有发生任何变化，其记忆力可与中年人媲美[2]。对大多数人来说，记忆减退绝不是典型衰老过程的一部分。

- **中年的生活方式对日后的记忆和其他思维能力没有太大影响。**

如果你认为这是真的，可能就不会读这本书了。我们越来越多地了解到，活动水平、饮食，以及对健康的关注会影响未来的认知健康。比如，中年时期较好的身体素质与20多年后更健康的大脑有关[3]。

---

〔1〕 参见 M. M. Corrada et al. (2008), Prevalence of dementia after age 90: Results from the 90+ study. *Neurology*, *71*, 337-343.

〔2〕 "超级老人"的相关研究，请参见 T. M. Harrison et al. (2012), Superior memory and higher cortical volumes in unusually successful cognitive aging, *Journal of the International Neuropsychological Society*, *18*, 1081-1085.

〔3〕 参见 N. L. Spartano et al. (2016), Midlife exercise blood pressure, heart rate, and fitness related to brain Volume 2 decades later, *Neurology*, *86*, 1-7.

在本书中,我们将讨论如何通过多种生活方式的改变,使我们的大脑变得更年轻、更高效。

- **大脑的积极变化贯穿一生。**

多年前,神经学家认为大脑在生命早期就已基本定型。大脑经历了最初的发育,就不再生长了。当时认为唯一会发生的变化是负面的:神经元损伤、大脑皮质萎缩,以及大脑化学物质或神经递质的耗竭。现在我们知道,情况远没有那么糟糕。事实恰恰相反:大脑在整个生命周期都在不断成长和适应,直到我们80多岁甚至更老。几年前的一项研究给我留下了深刻的印象,研究发现,对于久坐不动的人,即使他们80多岁开始运动[4],大脑多个区域之间的连接也会发生显著(积极)变化。在人生任何阶段,多运动和选择健康的生活方式,都会影响我们的大脑。沿着这些思路,研究表明,那些坚持脑力或体力活动的人,大脑的不同部位都会有所成长,这是新神经元或现有神经元之间连接更好的证据,而且他们在标准化认知测试中表现更好。这就是所谓的可塑性,即随着时间的推移,大脑以积极的方式改变、适应和成长的能力。

---

〔4〕 参见 Q. Tian et al. (2014), Physical activity predicts microstructural integrity in memory-related networks in very old adults, *Journal of Gerontology*: *Medical Sciences*, *69*, 1284-1290.

- **忘记最近学过或曾经知道的东西是痴呆的早期征兆。**

当我为患者进行神经心理学评估时，这往往是他们最担忧的事情。他们最近可能遇到了某个人，却再也想不起他的名字，或者忘记了几个月前安排的约会。也许他们记不得几年前开车经过的街道的名字。大脑功能的基本原理之一：我们实际上会忘记很多事情，这没关系。你能说出四天前晚餐吃了什么？还记得上个月在音乐会上初次见面的人的名字吗？简而言之，当我们接触到新信息时，有些会被记住（稍后我们将讨论如何改进这一过程），有些则不然。

痴呆则不同。在购物中心不记得把车停在哪里比较常见。而忘记自己是开车、乘公交，还是坐出租车去的则更令人头疼。再举个例子：我们都会时不时地把钥匙放错地方，但回家后很少有人会把钥匙误放在冰箱里。如果你确实感到自己的认知能力发生了变化，并且其他人也觉得你有问题，那么这可能是去找神经心理学家或神经科医生进行评估的好时机。尽管如此，需要注意的是，许多人的记忆和认知能力衰退是由压力、睡眠问题、慢性疼痛、注意力不集中等因素造成的，而这些因素本身可能并不反映与大脑相关的疾病。

- **治疗记忆问题的药物非常有效。**

遗憾的是，这是一种误解。一些药物确实可以改善某些人的日常功能，但收效甚微。根本没有什么灵丹妙药或保健品能让记忆恢复到以前的状态。不要相信在电视或其他地方听到的最新“大脑保健品”的营销炒作。幸运的是，我们确实知道社交、运动、脑力活动和其他生活方式与提高认知能力有关，甚至可以预防一部分人的痴呆。

- **阿尔茨海默病通常在我们四五十岁时发病。**

对于大多数人，阿尔茨海默病最早在65～70岁发病，但轻度认知障碍（mild cognitive impairment，MCI；指记忆或其他认知困难，不会对日常生活造成重大影响）的发病年龄可能会早一些。有一种罕见的早发型阿尔茨海默病在中年发病，但绝大多数阿尔茨海默病出现在65岁以后。

- **一旦记忆开始衰退，我们就无能为力了。**

这是不对的。随着年龄的增长，大多数人的思维能力会发生微小的变化，多始于中年。我们的人生阅历、娴熟的专业技能，以及比年轻时更有效的生活能力，都能为这些变化提供缓冲。但我们也知道，那些认知和体能状态最佳的人是最活跃的。科学研究表明，即使是有认知障碍的人，包括痴呆患者，也可以通过运动和其他类型的活动来提高大脑能力。

- **我们只利用了大脑的10%。**

简单地说，如果这种说法是准确的，使用磁共振成像扫描大脑，影像则会显示出大面积的坏死组织。虽然人们使用大脑的方式有所不同，但除非患有脑卒中或痴呆等神经系统疾病，否则在一天中，你会以不同的方式使用整个大脑。

脑健康的 CAPE 模型

本书中，我们将用一个易于记忆的模型——CAPE，代表改善大脑和认知健康的四个关键领域。

- C：认知策略（cognitive strategy）；
- A：活动参与（activity engagement）；
- P：预防认知问题（prevention of cognitive problem）；
- E：大脑教育（education about the brain）。

我非常喜欢以不同的形式进行学习，所以将这个模型画了出来（图 1.1）。

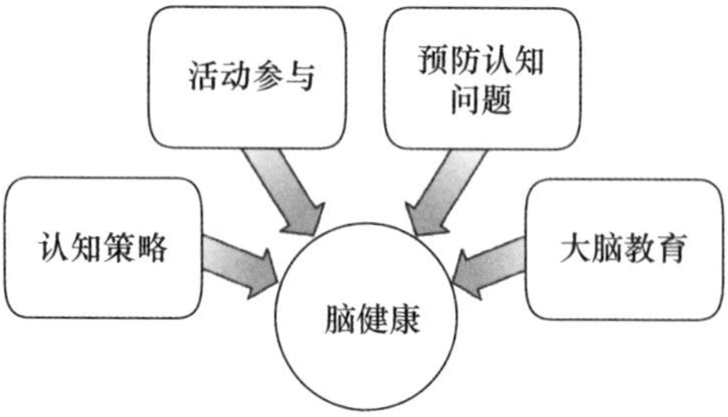

图 1.1 脑健康的 CAPE 模型

如图 1.1 所示，CAPE 模型中的“C”，即认知策略，指的是日常生活中用以提高记忆、组织和管理信息能力的不同技巧。一些人喜欢用手机日历记录和提醒自己未来要做的事，另一些人则喜欢纸质记事本。使用便签也是明确近期需要完成的任务的好办法（贴在电脑显示器旁边）。计时器可以提醒我们关掉煤气或吃药的时间。这些都是认知策略，特别是我们所说的外部策略，即帮助我们管理日常信息的辅助工具，如便利贴和计时器。

另一种（通常是互补的）策略是内部策略，指的是促进学习、回忆或其他认知过程的心理技巧。Susan 是我的一位患者，她经常使用一种很棒的内部策略：用她想要记住的信息创作故事。尽管有一些记忆问题，她还是能够编出有趣的故事。例如，麦片盒走到农产品区参加番茄和甜椒聚会，然后在冷冻区和一些减脂餐办派对。这种方法有趣味、有创意，而且比试图记住枯燥且有些随机的购物清单要好得多（至少对 Susan 来说）。

CAPE 模型本身就是一个内部策略的例子，类似的首字母缩写可以帮助我们快速了解大脑如何更好地工作。我们将在第 4 章详细讨论认知策略。

CAPE 模型中的“A”指的是活动，更具体地说，是关于生活方式的活动。经过广泛研究，有三种类型的活动与改善大脑功能有关。迄今为止，研究最多的是 CAPE 模型中提到的第一种活动：体育运动。运动对大脑的益处已经得到了很多媒体的关注，你可能在报纸、网络或电视上看到过一些相关的报道。研究几乎指向同一个方向:身体越健康,运动越活跃,大脑就会工作得越好,加工速度、记忆和其他认知能力越强大。

还有证据表明,经常运动的人晚年不容易出现认知障碍,包括某些形式的痴呆。如果你正值中年,请记住,四五十岁时的体质与我们老年时的认知健康密切相关。从根本上说,运动可能是我们已知的保持脑健康、减缓认知能力衰退的最好方法。我们将在第 5 章详细讨论这个话题。

第二种活动是社交互动。最近,由于科学家发现了社会参与对情绪健康的积极影响以及社交孤立的有害影响,社交互动受到了更多的关注。我们还发现,经常和朋友、家人或同事互动与改善大脑能力有关。

尽管直观地看,和朋友在一起并不是在锻炼大脑,但请考虑一下社交互动(尤其是积极的社交互动)的复杂性。当你听朋友说话时,你会考虑他的想法、观点和感受,然后利用这些信息做出深思熟虑的回应,或许还会在这个过程中分享自己的经历。社交互动是一项非凡的人类成就,同时也需要大量的脑力。即使是简单的对话也会用到许多认知能力——注意对方口头和非口头表达的内容,在脑海中处理对话的细节(工作记忆的一个例子),尝试考虑对方的观点(即心理理论)——这无疑会让大脑得到充分的锻炼。我们将在第 6 章讨论社交互动如何影响大脑。

第三种活动是脑力活动或智力活动(也是“活动三要素”的最后一部分)。脑力活动有多种形式,包括阅读、填字游戏、演奏乐器和参观博物馆。在学习或工作中保持思维活跃固然重要，管理好一个有很多事情的繁忙家庭也是如此。脑力活动在一生中都很重要，学习新事物或在思想上挑战自我来拓展大脑会给神经系统带来显著的好处。

科学研究表明，更多参与脑力活动的人在中年及以后的认知变化（尤其是认知能力衰退）往往较少，患痴呆的风险也更低。一些非常有趣的研究调查了从事和不从事脑力活动的人群，就两组人的大脑运作情况而言，结果是相当惊人的。我们将在第 7 章回到这个话题。

顺便说一句，囊括“活动三要素”多个方面的活动对大脑的作用尤为强大。比如打网球或壁球，既能强身健体，又能促进社交互动；或者做志愿者工作，既可以益智，也会有大量的社交互动。

CAPE 模型中的“P”指的是认知问题的预防。我们知道，许多因素会导致脑健康受损。改变这些因素，或许能够改善大脑的运作方式，甚至预防某些类型的痴呆。

例如，有证据表明，含有大量饱和脂肪的饮食方式对心脏和大脑都是有害的。相比之下，坚持地中海饮食的人的大脑似乎更善于加工信息和记忆新事物。地中海饮食是指以大量的水果和蔬菜、橄榄油、某些坚果（如核桃）、豆类、鱼类和少量葡萄酒为主，适量吃一些红肉或乳制品的饮食方式。我们将在第 8 章详细介绍营养与大脑的科学知识。

我们也知道，有效地管理压力是防止注意、记忆和其他思维能力出现问题的一种方法。减轻压力可以保护大脑的某些结构（如海马，一个重要的记忆区域），使其免受因长期紧张而释放的有毒激素的侵害。睡眠障碍、某些疾病和吸烟也会降低大脑功能。在第9～11章，我们将更多地讨论预防认知问题的因素。

CAPE模型中的“E”是指大脑教育。本书基本上涵盖了该内容，第12章基于我们对大脑运作方式的理解，讨论了新的健脑习惯的养成策略。

前面提到的迷思只是许多人对大脑和思维能力所持有的误导性观念的一小部分，往往不是他们的错。作为一名神经心理学家，我经常看到一些患者担心自己有记忆问题，而实际上是他们正经历着越来越大的压力、焦虑或抑郁，导致他们认为自己的记忆大不如前。因此，我的一些工作涉及帮助人们理解适当地管理压力或处理情绪问题可以令其更好地认识到记忆如何运作。

与此相关的是，当人们感到记忆衰退时，可能会注意到自己的思维能力发生了与年龄有关的正常变化。虽然这些变化通常令人沮丧，但并不一定预示着严重的认知障碍，如痴呆。事实上，在我们四十多岁的时候，大脑的加工速度和姓名检索能力就开始下降。生活经验和智慧会帮助我们弥补这些令人讨厌的失误。当我们对大脑在哪些方面做得很好、哪些方面可能会时不时出错有切合实际的预期时，我们就会感到更安心。

以上是本书涉及的主题，你可以通过下面的问卷评估一下自己目前为提升脑健康水平所做的努力，针对每一个问题给自己打分。这些问题来自我和同事开发的一项名为“认知健康问卷”的测验。

1. 平均每周做低强度体力活动或运动的次数。(注:选项中的“一次”是指至少 20～30 分钟的轻度运动,包括园艺、做家务、修自行车、慢走等。)

______没有或极少(0 分)

______一次(1 分)

______两次(2 分)

______三次(3 分)

______多于三次(4 分)

2. 平均每周进行中高强度的体力活动或运动的次数。(注:选项中的“一次”是指至少 20～30 分钟的中度运动,包括快走、远足、慢跑、骑自行车、游泳、健身房锻炼、跳舞等。)

______没有或者极少(0 分)

______一次(1 分)

______二次(2 分)

______三次(3 分)

______多于三次(4 分)

3. 平均每周与除配偶以外的家庭成员互动的次数。(注:“互动”指的是每次与除配偶以外的人互动至少 10 分钟。)

______没有或很少(0 分)

______一次(1 分)

______两次(2 分)

______三次(3 分)

______多于三次(4 分)

4. 平均每周和朋友社交的次数。(注:“社交”指的是每次与除配偶以外的人互动至少 10 分钟。)

______没有或很少(0 分)

______一次(1 分)

______两次(2 分)

______三次(3 分)

______多于三次(4 分)

5. 每周做让自己思考或记住新信息的事情的次数。(注:这类事情包括阅读报纸、杂志或书籍至少 10 分钟,去博物馆或美术馆,玩填字游戏或数独游戏)。

______没有或很少(0 分)

______一次(1 分)

______两次(2 分)

______三次(3 分)

______多于三次(4 分)

6. 平均每周使用策略或技巧来帮助自己记忆或整理信息的次数。(注:这类策略或技巧包括使用纸质或电子日历;列清单或记笔记;在脑海中表征需要记住的事情;使用闹钟,包括手机闹钟。)

______没有或很少(0 分)

______一次(1 分)

______两次(2 分)

______三次(3 分)

______多于三次(4 分)

针对以上问题，记录答案，并计算总分。以下是对总分的解释：

0～6 分：你没有做太多对大脑有益的活动。你可以阅读本书的大部分内容(即便不是全部)，以了解如何在日常生活中增加健脑活动。

7～14 分：你做了一些有益于脑健康的活动，但是还需要加大力度。你可能需要阅读自己目前了解较少的领域的相关内容。

15 分以上：你做了很多正确的事情来维持甚至改善大脑运作。本书可以帮助你做得更好，并为你提供新的有益于脑健康的做法。

还有，试试这个：

你每周会使用以下哪些策略来帮助自己记忆或整理信息？(勾选所有适用项)

______纸质记事本、备忘录、计划表(如手账)

______电脑或智能手机的记事本、日历

______挂历

______便利贴或其他便签

______清单(例如，购物清单、每日待办事项)

______计时器或手机闹钟

______在脑海中构思需要记住的事情

______对新信息进行分组或分类[例如，使用CLOG(木屐)这样的缩写记住要去洗衣店(cleaners)、图书馆(library)、办公室(office)和杂货店(grocery store)]

______把新信息编成儿歌或故事

你可能至少会用到两三种策略(也可能是没有列出的策略)。这个问题与第4章的内容有关，如果你想提高策略的使用率，不妨先读第4章。

很多与脑健康相关的话题非常有趣，让我们开始探索吧。希望你喜欢这本书的内容，并能从中受到启发。更重要的是，希望读者能够将本书介绍的一些理念应用于生活，让我们的大脑变得更健康。

02

神经科学与脑健康的关系

神经科学无处不在。虽然你可能没意识到这一点，但报纸、杂志、网络、电视等媒体经常会谈及大脑。在我主讲的促进脑健康的课程中，我们以“媒体综述”开篇，学生们带来了有关大脑的流行文化的文章来讨论。让我感到惊讶的是，当今关于大脑的素材竟然如此广泛。

虽然有关神经科学的报道总体上是很积极的，但也要注意到，大脑研究可能会被滥用和误解。例如，将复杂的研究结果提炼成报纸专栏中的简短广告或网络新闻上的只言片语，通常会掩盖研究的细节。在本章中，我们将讨论一些神经科学基础知识，并介绍相关的概念。希望这些内容能在你阅读本书及浏览大众媒体内容时派上用场。

神经科学的基础知识

让我们先来了解关于大脑的一些常识。大脑重约 1360.78 克，考虑到其强大的计算、加工和推理能力，这个重量实在是太轻了。大脑功能的核心是脑细胞或神经元（图 2.1）——大约有 1000 亿个。每个神经元都与许多其他神经元相连，总计约 1 万亿个连接。换个角度来看，银河系中有约 4000 亿颗恒星——不到人脑连接数的一半！所有这些连接使我们得以参与日常生活中丰富多彩的活动与体验：交谈、聆听、记忆、行走、感受、反思、注意等。

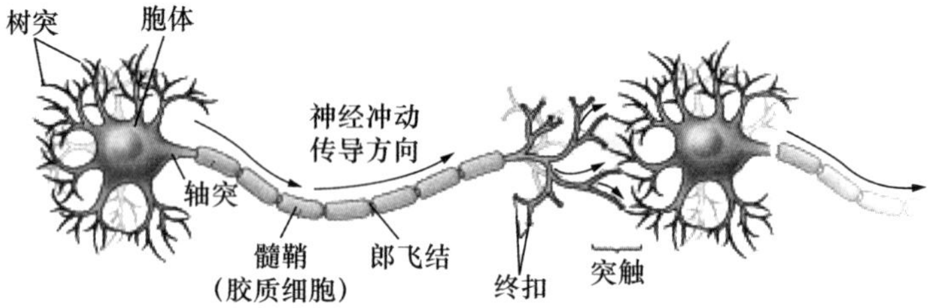

图 2.1 神经元的结构

（引自 Gazzaniga，Heatherton，& Halpern，2016）

与体内的其他细胞相比，神经元是独一无二的，它们可以相互交流，而且能够有效地生长与重组。

关于后者，如图 2.1 所示，神经元的胞体延伸出来的分支称为树突（dendrite）。树突在大脑中担负着极其重要的任务，比如收集来自其他神经元的信息以帮助改善神经元之间的"对话"。在整个生命周期中，树突会不断地成长和适应。一些活动（包括提升智力的活动）会促进大脑萌发新的树突，从而导致整个大脑神经元之间产生更多的交叉互动。

大脑中还有多种特殊的化学物质，即神经递质（neurotransmitter，NT），它们可以帮助信息从一个神经元传递到另一个神经元。你可能听说过一些神经递质，尤其是与某些行为、感觉或药物有关的神经递质。5-羟色胺就是一个例子，它是调节情绪的重要神经递质。百优解和左洛复等抗抑郁药物会以 5-羟色胺为靶点，从而提高其水平，减轻抑郁和焦虑症状。

另一种常被研究的神经递质是去甲肾上腺素，它在注意、唤醒和动机方面发挥重要作用。一些治疗注意缺陷多动障碍（attention-deficit/hyperactivity disorder，ADHD）的药物会提高去甲肾上腺素水平，从而提高患者的注意力。多巴胺通常被认为是“快乐”神经递质，当我们吃大餐、恋爱或滑雪时，多巴胺就会释放出来；它还参与身体运动的调节，但在某些情况下会出现代谢失调，如导致帕金森病。

虽然神经递质看起来很简单，但其实并非如此。一种神经递质的变化不仅影响其他神经递质，还影响大脑自身的化学调控。众所周知，某些活动，尤其是运动，可以提高神经递质的水平（并对大脑产生积极的影响）。

神经元总是在辛勤地工作，因此它们需要也应该有自己的“后勤人员”。这就是神经营养因子发挥作用的地方。神经营养因子有助于构建和维护神经元，提高神经递质水平，并改善整个大脑的血液流动方式。一种常被研究的神经营养因子是脑源性神经营养因子(brain-derived neurotrophic factor,BDNF)。因为对神经元具有强大的滋养作用,BDNF 被称为大脑中的“奇迹甘露”[5]。运动的益处之一就是增加 BDNF 的数量,从而支持大脑数十亿个神经元;我们将在后文对此进行更详细的讨论[6]。

就大脑结构而言,我们可以用一整本书来讨论神经解剖学,但你可能不是出于这个原因而读这本书。这里只强调一些和我们密切相关的区域。大脑的外层叫作大脑皮质。大脑皮质分为四个部分或称脑叶,我们可以用首字母缩写 FPOT 来记忆:额叶(frontal)、顶叶(parietal)、枕叶(occipital)和颞叶(temporal)。

图 2.2 展示了大脑皮质的大致外观。请注意,与其他大脑结构一样,我们可以用单数(如“frontal lobe”)来描述大脑皮质的每个叶,也可以用复数(如“frontal lobes”)形式,尤其是提到皮质的左右两侧时。另一种描述大脑皮质的方法是使用额叶皮质或颞叶皮质等术语。

额叶在许多独特的人类能力中起着至关重要的作用,甚至会随着人们生活方式的改变(包括运动)而生长,大多数神经科学家认为额叶是执行功能的大本营。我们将在下一章详细讨论执行功能,简而言之,这是帮助我们完成目标导向行为的一种认知技能。因此,如果需

---

〔5〕 奇迹甘露,原文为“Miracle-Gro”,这是美国的一家公司的名字,以生产肥料、土壤改良剂、草坪护理产品等而知名。——译者

〔6〕 如需了解这一主题及早期关于运动与大脑研究的综述,见 J. Ratey and E. Hagerman (2008), *Spark: The Revolutionary New Science of Exercise and the Brain*, New York, NY: Little, Brown.

要开始一项新任务(比如清理车库),我们需要规划和组织好方法(从车库后面开始往前进行),坚持完成任务(决定扔掉什么、保留什么),保持灵活度(当渴了或饿了的时候,或者当邻居过来看看是否能在一些二手工具中买到便宜货时,休息一下),最终完成想做的事情(把车库卖了赚点钱)。

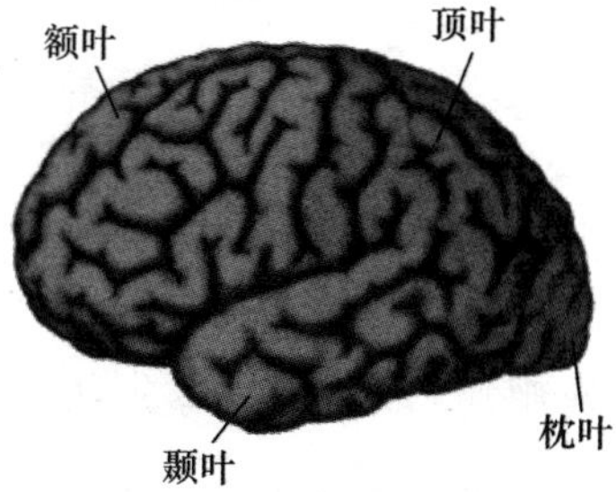

图 2.2　大脑皮质的四个脑叶

(引自 Cozolino,2002)

大脑皮质下还有多个区域,被称为皮质下区域。特别值得关注的一个部位是海马——一个位于大脑中部形似海马的结构(图2.3)。

简而言之,对大多数人所理解的"记忆"来说,海马的重要性比大脑的其他部位都要大。多年前的研究发现,海马损伤必然会导致记忆障碍,尤其是日常生活中学习和记忆新信息的能力受损。有一个人告诉了我们很多关于海马的知识,以及海马损伤的负面影响,大多数神经科学家只知道他名字的首字母缩写:H. M. 。

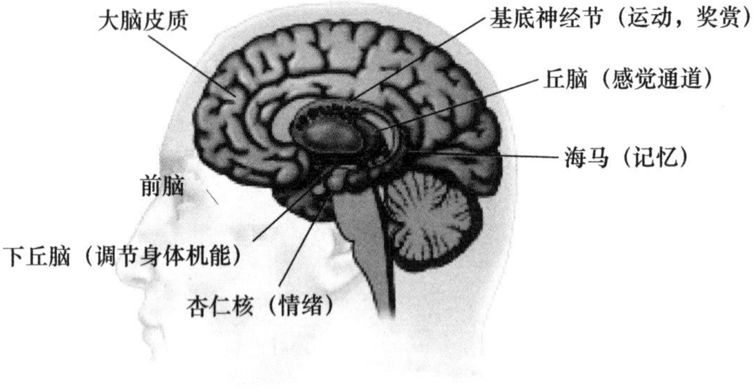

图 2.3 大脑皮质下区域

（引自 Gazzaniga，Heatherton，& Halpern，2016）

H. M. 患有难治性癫痫，神经外科医生认为切除其大部分海马（癫痫的病灶）可以减少或根除癫痫发作。手术非常成功，H. M. 不再发作。然而，尽管这样做改变了他的生活，他却再也无法独立生活了。为什么呢？从那天起，他基本上记不住任何新东西——医生的名字、最近的新闻，甚至一小时前吃的早餐。正如关于 H. M. 的一本书的书名[7]，他陷入了“永远的现在时”。这一戏剧性的个案帮助神经科学家理解了海马对学习和记忆新信息的重要性，这个结论主要来自对 H. M. 术后这两方面能力缺失的研究。

随着现代脑科学领域的发展，我们不再需要依靠脑损伤的个案研

〔7〕 进一步了解 H. M. 的生活和记忆障碍，参见 S. Corkin (2013)，*Permanent Present Tense：The Unforgettable Life of the Amnesic Patient*，*H. M.*，New York，NY：Basic Books.

中文版《永远的现在时：失忆症患者 H. M. 留给后世的礼物》已由北京时代华文书局于 2018 年引进出版。——编者

究来了解大脑是如何运作(或不运作)的。事实上,我们现在不仅可以探索大脑功能的障碍和病理,还可以考虑相反的情况:整个生命周期中大脑的生长和发育过程。最先进的神经科学研究的是健康的大脑,而非只关注患病或受伤的大脑。

海马一直是这类研究中一颗耀眼的明星。正如我们将讨论的那样,早期关于运动对大脑影响的研究发现,海马对运动有强烈的反应。与直到最近还被认为是神经学信条的观点不同的是,我们在运动时,海马中会生长出新的神经元,而这些神经元与学习和记忆能力的提高有关。很多近期的研究强调了体育运动与海马生长之间的联系。

遗传学和神经科学

目前,与神经科学相关的遗传学领域非常热门。我们正在探究与记忆和执行功能等不同认知技能有关的基因,以及可能增加患阿尔茨海默病风险的基因。其中一个基因被称为 *ApoE4*,即载脂蛋白 E 的等位基因变异体之一。我们已知这种基因是阿尔茨海默病发生的一个遗传危险因子。换句话说,如果你接受了这个基因的专门检测并且结果呈阳性,那么这意味着你比普通人更有可能患上阿尔茨海默病。这确实是一个可怕的话题,但也需要注意,这一基因会在一定程度上增加患病风险,但并不是说你将来一定会得病。

最近出现了一种对 *ApoE4* 更为乐观的看法。我们知道这是导致认知问题的一个风险因素,但也有证据证明,如果你有这个基因,就会比一般人更有可能从一些生活方式（尤其是运动）中获得与大脑相关的益处。基于前面提到的阿尔茨海默病的研究，这似乎有悖常理，尽管 *ApoE4* 越来越被认为是一种可塑性基因。可塑性指的是大脑应对环境变化和反应的能力。本章稍后将对可塑性进行详细讨论，但现在请记住，有些基因似乎有双重职责，对大脑既有风险又有潜在的好处。

成年期大脑的相关变化

我们都有过这样的经历：忘了为什么要进入某个房间，忘了聊天聊到哪里了，或者忘了某个东西叫什么名字。大多数人都遇到过在逛商场或买完菜后找不到车的小问题。这些经历相当常见，虽然令人沮丧和尴尬，但完全正常。我们的大脑很容易出现这些轻微的失误，在某种程度上，这是人类的一部分。实际上，“心不在焉的教授”[8]这一刻板印象在某些时候适用于我们所有人，这没关系的。

重要的是，不要把我们经历的这些小失误病态化。有时当人们意识到这些失误增多时，就会来找像我这样的神经心理学家，但频率的增加并不一定预示着认知障碍。正如我们将在整本书（尤其是第3章）中讨论的那样，认知失误有很多原因。幸运的是，其中许多并不代表痴呆或其他形式的认知障碍。

话虽如此，有些认知变化更令人担忧。把钥匙忘在洗碗机里，每

---

[8] *The Absent-Minded Professor*（1961），一部主角是一名笨手笨脚的教授的美国电影，又译《飞天老爷车》。——译者

隔几分钟重复问同样的问题，或忘记如何使用常见的电器，这些都比典型的记忆衰退更值得关注。理财或用药不当也属于这一类。沿着这一思路，以下列出的是成年后可能出现的几种认知障碍，尤其是当我们步入 60 岁甚至更老的时候。

第一种是轻度认知障碍（即 MCI）。MCI 是一种用于诊断的条目，当一个人在日常生活中表现正常，即在管理药物、支付账单、做饭和开车等方面没有明显困难，却报告有记忆问题，并在认知测试中显示出记忆或其他认知缺陷时，就会被诊断为 MCI。MCI 是一把双刃剑，一方面，MCI 患者将来患痴呆（尤其是阿尔茨海默病）的风险会增加。事实上，每年约有 10%的 MCI 患者会“转化”为痴呆[9]。

另一方面，一些 MCI 患者的认知能力保持稳定，不会发展为痴呆。对于那些 MCI 病程比较稳定，或者最初被诊断为 MCI，后来病情改善而不是衰退的患者，我们了解得并不多。然而，无论 MCI 的发展方向如何，被诊断为 MCI 也提供了一个干预的机会。即便我们的认知能力已有所下降，使用更多的记忆和组织策略，增加运动和社交活动，选择良好的饮食和其他生活方式，会帮助我们中的一些人保持认知健康。

在此，我想提醒大家注意图 2.4，它能帮助我们厘清各种可能的认知健康轨迹。[10]。

---

〔9〕 如需详细了解 MCI，参见 R. C. Petersen (2011), Mild cognitive impairment, *New England Journal of Medicine*, *364*, 2227-2234.

〔10〕 参见 C. Hertzog et al. (2009), Enrichment effects on adult cognitive development, *Psychological Science in the Public Interest*, *9*, 1-65.

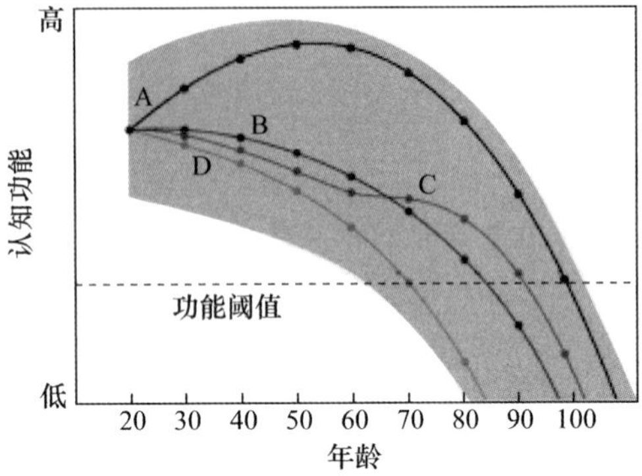

图 2.4 整个成年期可能出现的认知健康轨迹

(引自 Hertzog et al.,2009)

我觉得这幅图既美观又翔实,特别是因为我在临床中发现了这些轨迹。为了给大家指明方向,这四种假设的认知健康轨迹基本上反映了好的、坏的、一般的和待改进的。请注意,表示功能阈值的那条线是需要他人帮助照料其日常活动的分界线。

首先,我们可以把处于图 2.4 A 轨迹的人视为脑健康的"超级明星":这些人一生都在追求丰富的经历,在饮食和睡眠方面能做出正确的选择,并保持身体和社交活跃。这类人在晚年之前可能不需要任何与支付账单、烹饪、用药管理有关的日常生活的帮助。这当然是努力的方向。图 2.4 B 是一个典型的轨迹。普通成年人会做出一些以健康为导向的正确决定和选择,有时会锻炼身体但可能不会始终如一,也会使用一些组织策略,比如记事本或清单。

图 2.4 C 描绘的似乎是我的一些患者。看一下这个轨迹就会发

现,在 60 岁左右,这个人决定做一些可以明显改善脑健康的改变。也许他被诊断出患有 MCI,需要开始加强运动或加入读书俱乐部,以便在精神上和社交上投入更多。通过这些改变,他的认知健康轨迹会得到改善,从而降低进一步发生认知改变的风险。我见过不少这样的人,观察他们在受到某种警示后的观念转变,让我很受鼓舞。

最后,图 2.4 D 是我认为的“沙发土豆[11]认知”。也就是说,一个人终其一生都没有很好地照顾自己(原因可能多种多样),因此其认知能力衰退的速度比其他人快得多。一些无法控制的因素(如遗传)没有在这张图中体现,因为本书致力于阐明在日常生活中可以做的事情,这些事情有可能帮助我们远离图 2.4 D 所标示的轨迹。

回到我们对认知障碍的讨论,请注意,痴呆是一个经常被误解的诊断类别。痴呆是一个广义的总称,包括多种不同的疾病或病症。阿尔茨海默病是痴呆的一种,此外还有许多其他形式的痴呆。例如,额颞叶痴呆、路易体痴呆和血管性痴呆。虽然与每种疾病相关的认知问题类型可能有所不同,但痴呆有一些共同的特征。从根本上说,痴呆的特征是多种认知技能的问题,以及一个人充分和独立完成日常任务能力的损坏。记忆障碍是痴呆的标志性特征,执行功能(包括组织、计划、启动和完成任务)、语言、注意和空间能力也会出现问题。

痴呆的病程因人而异。早期阶段包括认知问题和功能衰退,晚期阶段包括失能和需要他人长期照顾。正如我们将在后面章节中讨论

〔11〕 couch potato,指的是那些蜷在沙发上整天看电视的人。——译者

的那样，体育运动和脑力活动等可以在一定程度上缓解痴呆的黯淡前景。这些健脑活动可以使一些人的衰退速度减慢。因此，即使是痴呆患者，仍然有可能在一定程度上控制疾病的进程。

可塑性与认知储备

现代神经科学中最重要的概念之一是可塑性，更确切地说，是神经可塑性。这一概念与大脑适应新经验的能力有关。多年前，人们认为大脑在青春期之后就已定型，唯一的发展方向就是衰退。在医学专家的印象中，随着年龄的增长，人们只会变得更加健忘、分心和缺乏条理性。虽然我们可以学会处理这些变化，但似乎在改善大脑运作方式上无能为力。

我们现在知道，大脑的发育是动态的：在一生中以许多方式发生变化。尤其重要的是，生活方式的选择会对大脑和认知能力产生积极的影响。从某种意义上说，本书的大部分内容都是围绕可塑性这一概念展开的：如果我们养成积极的生活习惯，以特定的方式生活，积极参与新奇而又刺激的活动，我们就有能力主动、重新塑造自己的大脑。相反，如果我们在生活方式上做出一些不那么完美的决定，就会对大脑的运作产生负面影响。

一项与大脑可塑性有关的有趣研究是以伦敦出租车司机为对象

进行的[12]。这些司机在工作中需要记忆和导航的街道多得令人眼花缭乱。出租车司机对空间记忆的要求很高,因此这是一个特别值得研究的群体,研究人员利用结构性神经成像技术来判定他们的大脑是否与不开出租车的同龄人有所不同。科学家对海马给予了特别关注,也就是之前讨论过的在学习和检索信息方面起着重要作用的大脑结构。

研究结果显示,出租车司机的大脑确实与众不同。他们大脑两侧的海马比其他人大。更有趣的是,一个人当出租车司机的时间越长,右侧海马的区域就越大,而右侧海马与空间记忆有关。换句话说,长时间坚持某种活动对大脑的发育有直接的影响。这只是证明大脑对新经验的反应灵敏度的众多研究之一,我们在讨论改善脑健康的不同方法时还会回到这个主题。

一个相关的概念是认知储备[13],指的是某些生活经历如何对大脑的运作和衰老产生保护作用。一些生活经历是非常重要的因素,比如受教育程度、工作性质和综合智力。事实上,受教育程度较高和从事脑力劳动(包括管理他人)的人患痴呆的可能性较小。即使出现痴呆症状,也可能比认知储备较少的人更晚。因此,这个概念揭示了人一生中认知能力和智力衰退之间的差异。

我们还应该区分被动和主动认知储备。多年来,该领域的研究主

〔12〕 参见 E. A. Maguire et al. (2000), Navigation-related structural change in the hippocampi of taxi drivers, *Proceedings of the National Academy of Sciences USA*, *97*, 4398-4403.

〔13〕 有关认知储备的更多讨论,参见 Y. Stern (Ed.) (2007), *Cognitive Reserve: Theory and Applications*. New York, NY: Taylor & Francis.

要涉及两种关键的被动储备:受教育年限及智力天赋。这些因素固然重要,但关于储备的一个最新解释是:一个人毕生积极和持续做的事。主动储备是我们可以不断构建的东西,以使我们的大脑发挥最大功能。

以脑力激发为例。上大学是激发脑力(和社会性)的过程,这无疑会塑造我们的大脑以新的方式思考和推理。但大学毕业后呢?还有那些从未上过大学和没有完成学业的人呢?越来越多的证据表明,阅读、自学、演奏乐器或参与其他健脑活动,有助于大脑生长和认知储备的更新。

一些研究探讨了生活经历、教育和其他因素如何保护大脑免受相关疾病的侵害。在一项早期研究中,600 多名修女同意每隔几年接受一次认知测试[14],并且同意去世后捐献大脑用于科学研究。这确实是一份馈赠,这些发现在当时,甚至直到现在都非常引人注目:尽管修女们生前的认知能力基本完好,直到去世前都保持高水平功能,但其中许多人的大脑都出现了神经原纤维缠结和其他与阿尔茨海默病相同的病理现象。换句话说,尽管这些修女们生前并没有出现痴呆症状,但她们的大脑看起来像是典型的痴呆患者。

该研究的另一个有趣发现是:修女们在成年早期的写作中表达的

---

〔14〕 有关这一研究的详细描述,参见 D. Snowdon (2002), *Aging with Grace: What the Nun Study Teaches Us about Leading Longer, Healthier, and More Meaningful Lives*, New York, NY: Bantam Books.

中文版《优雅地老去:678 位修女揭开阿尔茨海默病之谜》已于 2014 年由世界图书出版公司引进出版。——编者复杂想法，即智力和被动认知储备的指标，与患痴呆的概率降低有关。这一观察结果非常新奇，证明了早年的生活经历会对我们多年后的脑健康产生重大影响。修女们一生中的社会参与和脑力活动（主动认知储备）很有可能对抵御毁灭性的脑部疾病起到了关键作用。

最近，一项研究针对一组老年人展开，其中一些人最终得了痴呆。研究人员对一种已知对大脑和思维能力有积极影响的生活方式特别感兴趣：社交活动。研究中，研究人员对这些人进行了认知能力测试，并询问他们有关社会关系的问题。在他们去世后，对其大脑进行了详细检查。

研究结果从社会参与的角度支持了主动认知储备的重要性[15]：那些拥有丰富社交网络的人即使大脑出现了痴呆迹象，也能长期维持记忆和语言能力。换句话说，与他人保持积极的联系似乎可以减少大脑负面变化对重要思维能力的影响。

以上研究共同表明，增加认知储备的活动对大脑具有恢复活力的作用。接下来，我们还将探讨与其相关的研究的意义，尤其是在脑力活动、社会参与和运动等方面。

---

〔15〕 参见 D. A. Bennett et al. (2006), The effect of social networks on the relation between Alzheimer's disease pathology and level of cognitive function in old people: A longitudinal cohort study, *Lancet Neurology*, *5*, 406-412.

03

认知三要素

注意、记忆和执行功能

Ron 向他的初诊医生和神经科医生说自己越来越健忘，于是他被转介到了我这里。作为一名程序员，他的工作表现还算不错，但在记忆最近的谈话细节、工作专注力，以及回忆比较熟悉的人名上遇到了困难。他的脑部磁共振成像扫描未发现任何异常，也无任何病史可以解释其认知能力的下降。

从认知角度来看，我对 Ron 的评估没什么特别之处——在大量的神经心理测试中，他的记忆和其他思维能力基本正常，但他显然承受着相当大的压力，并表现出抑郁的迹象。我的结论是，他并没有认知障碍，而是压力和抑郁让他感到注意力不集中和健忘。我推测，有效地管理压力和治疗抑郁将有可能改善其生活质量和认知健康。大约一年后我见到了他，在调换了工作岗位，通过心理咨询改善情绪后，他的记忆问题基本上得到了缓解。令人欣慰的是，他的认知问题其实是可以逆转的：通过正确的治疗和更好的工作，他在日常生活中的思维能力有了明显的提高。

Ron 的案例引出了几个问题：我们如何描述自己的思维能力？我们对自身能力的信念代表了什么？我们的认知问题是与可衡量的认知障碍有关，还是与压力等其他因素有关？正如我们将讨论的那样，认知能力的变化有时与大脑中实际发生（或未发生）的情况并不一致。此外，与其他方面相比，大脑功能的三个关键领域，即认知三要素，在日常生活中发挥着重要的作用。

如何准确描述自己的认知能力

普通人通常都会发生认知失误——这是一个正常现象。事实上，约一半的人表示自己的记忆有问题，至少三分之一的人报告说在谈话中找不到合适的词语[16]、忘记车停在哪里、车钥匙放错地方等。我们不应该把这些经历看作记忆衰退的表现。正相反，健忘的小插曲只是说明我们和其他人一样。

---

〔16〕 一些调查已经明确了认知抱怨在人群中的普遍程度。参见 A. Singh-Manoux et al.（2014），Subjective cognitive complaints and mortality：Does the type of complaint matter? *Journal of Psychiatric Research*，*48*，73-78；又见 W. Mittenberg et al.（1993），Recovery from mild head injury：A treatment manual for patients，*Psychotherapy in Private Practice*，*12*，37-52.

更笼统地说，当记忆衰退或注意力不集中时，我们关注的究竟是什么？信不信由你，所谓的认知抱怨与许多不同的经历和现象有关。首先，我们可能注意到了与年龄有关的认知变化，这些变化虽然令人讨厌并可能造成困扰，但却是完全正常的。另一种可能是，我们关注的是实际的认知变化，而这些变化在敏感的神经心理学测试中是可以被检测到的。换句话说，如果我们发现自己在日常生活中越来越健忘，那么认知测试有可能揭示出我们在记忆或其他方面的问题。不过，需要注意的是，主观报告的认知失误与客观的认知测试结果之间只有轻微的联系，因此像我这样的神经心理学家还需要考虑其他因素。

抱怨记忆出了问题的另一个原因是情绪状态。尤其是抑郁，患者的日常经历往往会被情绪左右，以至于一切关于自己的描述都是负面的，包括对大脑如何运转的感知。许多研究发现，报告认知能力有问题的人往往处于抑郁、焦虑，或某种形式的压力和紧张状态。就像压力过大的 Ron 一样，我们可能会捕捉到一些与情绪有关的东西，让自己感觉到认知能力在下降，但实际上这些东西与大脑疾病本身无关。慢性疼痛等症状也会给我们带来压力，导致注意力不集中或健忘。

有趣的是，对一种认知能力的担忧可能反映了另一种认知能力的问题。几年前，我和一些同事所做的一项研究表明，记忆抱怨与除了记忆以外的认知能力有关[17]。例如，与我们加工信息的速度和效率

---

〔17〕 参见 J. J. Randolph et al. (2001), Metamemory and tested cognitive functioning in multiple sclerosis, *Clinical Neuropsychologist*, *15*, 357-368.

有关。因此，当我们感到记忆下降时，实际上可能是注意到了与大脑相关的另一种能力的变化。

一些研究还发现，我们描述自己认知能力的方式取决于身体的活跃程度。一项针对老年人的研究发现，身体素质较好的人在日常生活中健忘的情况较少[18]（记忆关键区域海马的容量也更大）。由此看来，与久坐不动相比，每天坚持适量运动的人更少出现认知问题。体育运动能给大脑带来诸多益处是有道理的，这一点将在第 5 章深入讨论。

另一个观点来自诺贝尔奖获得者 Daniel Kahneman，他是一位心理学家，就大脑在日常生活中如何运作提出了许多新颖的观点。他的观点之一是峰终定律（peak-end rule），得到了大量研究的支持。该定律指出，在回忆过去的经历时，与其他部分相比，我们倾向于高估经历中最痛苦的“巅峰”和“终点”[19]。

这一定律也适用于认知问题的主观报告。多年来，我在诊所中遇到的一些患者，他们有过一些个别但突出且令人烦恼的记忆减退：在芭蕾舞练习结束后忘记接孩子，错过电话账单到期日导致服务被终止，或者在杂货店遇到以前的同事却忘记了他们的名字。这些令人烦恼的经历一直伴随着我们，显然是在提醒我们认知能力的下降。

---

〔18〕 参见 A. N. Szabo et al. (2011), Cardiorespiratory fitness, hippocampal volume, and frequency of forgetting in older adults, *Neuropsychology*, *25*, 545-553.

〔19〕 D. Kahneman(2011), *Thinking, Fast and Slow*, New York, NY: Farrar, Straus and Giroux.

中文版《思考，快与慢》已由中信出版社于 2012 年引进出版。——编者然而，根据峰终定律的思路，我们往往会忽视许多日常没有忘记事情的经历，因为这些经历并不是认知问题的原因，通常也不是很明显（比如，连续6个月按时支付信用卡账单，按时完成几乎所有的体检预约）。事实上，不妨退一步考虑，困扰着我们的“健忘症”是我们注意到的一种模式，还是一些个别的现象。

对认知问题的描述也会因我们的年龄和最常接触的人而异。儿童和青少年身边常有在学习和注意方面存在困难的人，因此，他们往往会用注意力不集中和条理不清晰来描述自己。中老年人更容易报告自己有记忆问题，因为他们经常看到同龄人为此而苦恼。

最常见的认知问题之一是在对话中找不到合适的词语，即找词困难。这个问题通常会在四十多岁时出现并逐渐明显——通常是轻微的。虽然有人报告说记忆名字的问题由来已久，但其通常与大脑中储存姓名和面孔信息的区域之间出现正常而微小的连接中断有关。

奇怪的是，很少有人说自己在面孔识别方面有问题，如果你至少见过某个人几次，你可能还会认出他——从进化的角度来看是有道理的。几千年前，一个人叫什么并不重要，重要的是能够识别这个人是好斗、善良、慷慨还是冷漠。时至今日，尽管我们有能力描述环境的许多方面，但随着年龄的增长，我们往往会忘记人和物的名字。大脑对某些事情的记忆要好于其他事情，这一点是与生俱来的。

认知三要素：注意

在上一节中，我们讨论了如何描述认知能力，请注意，我使用的例子主要与记忆有关。除非你研究过认知和大脑，否则你可能并不了解，除了记忆，始于大脑的认知功能还有很多。我们将从注意及其类型开始讨论认知三要素，然后介绍记忆和大脑的执行功能。

注意是一个多层面的概念，涉及三项关键能力，这三项能力各有特点，但也有一定的交叉（图 3.1）。

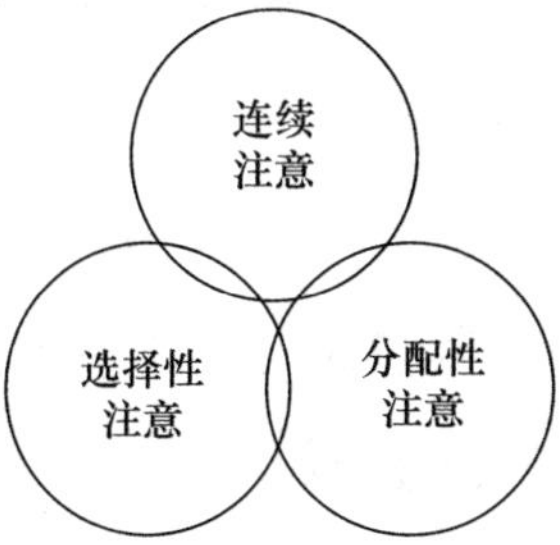

图 3.1　注意类型

一是连续注意，即长时间集中注意的能力。在某种程度上，这是我们日常生活中做任何事情的基础。为了学习、吸收新的素材（如某人的名字或谈话中的细节），我们必须能静下心来，注意和倾听。如果老板有重要的事情要说（至少从他的角度来看），我们需要“专心”听他说话。如果我们正在上课或参加研讨会，也要集中注意，不要发愣或心不在焉。

二是选择性注意，它可以帮助我们专注于一件事而忽略其他事情。当你在一家忙碌的餐馆交谈时，是否能忽略背景噪声——其他食客的说话声、厨房里的碗碟声，还有你不喜欢的背景音乐。大脑通常能有效地忽略我们原本会看到或听到的无关紧要的信息，尤其是在当下的经历有趣且令人着迷时。顺便说一句，选择性注意和连续注意一样，在 ADHD 患者身上通常会有所减弱（稍后再详细介绍）。

三是分配性注意，又称多任务处理。分配性注意是指我们从一项任务切换到另一项任务，以及把注意同时分配到多件事情上的能力。这样分配注意既有好处也有风险。从积极的一面看，如果我们反复练习某项技能达到了不假思索的程度，那么同时加入其他技能可能会相对顺利。

以驾驶汽车为例。在驾驶时，你必须将注意分配到多个子任务上，包括操纵方向盘、踩下油门或刹车、使用转向灯等，同时还要关注前方的道路、后方的车辆，以及两侧的车或行人，这就是信息超载。不过，随着时间的推移，驾驶时你对身体和认知的操作越来越容易，最终你无须考虑任何细节。你的大脑发展出一套运动程序，以你过去（或现在）意识不到的方式来分配注意。

令人担忧的是，将注意分配到相对较新、耗费心神和注重细节的任务上是充满危险的。相比于“多任务”，大脑的设计更适合“单一任务”。2009 年，一项开创性的研究以颇具讽刺意味的方式证明了这一点。研究人员要求人们报告其进行多任务处理的日常频率[20]，比如观看网络视频或电视、网上冲浪、听音乐、写电子邮件，然后评估自称多任务处理频率高和低的两组人在各类认知任务中的表现。研究结果表明，那些声称自己经常且擅长进行多任务处理的人，在实际测试中表现较差。换句话说，那些认为自己的注意力在日常生活中不那么分散的人，在研究中多任务处理的能力更强。因此，下一次当你认识的人说“我是一个出色的多任务处理者”时，你可以会心一笑、看着对方，提醒他重新考虑一下这一说法。

重要的是，当人们报告有“记忆问题”时，真正的问题可能出在注意上。如果我们不能很好地集中注意力，就很难记住听到或看到的东西。如前所述，压力会影响集中注意的能力，压力大的人往往会在这方面遇到更多的问题，即使他们所面临的认知困难是暂时的（一旦有效控制了压力或压力环境消失，可能就会缓解）。

一些人被诊断为多动症或 ADHD。这是一种发育性疾病，通常在童年时期（有时到青春期）出现，会影响患者在学校、家庭和其他方面的功能。对于那些非常聪明或得到很多帮助的人（比如家长或老师在家庭作业、学习和爱好等方面提供了大量的计划和指导），ADHD 可能不会对其日常生活产生太大的影响。我的经验是，其中一些人上了大学之后才开始出现适应问题，这是因为存在于其整个成长过程的支持性资源突然消失，他们只能自力更生。但要注意，不存在成年期发

[20] 参见 E. Ophir et al. (2009), Cognitive control in media multitaskers, *Proceedings of the National Academy of Sciences USA*, *106*, 15583-15587.

作的 ADHD，只有早年没有确诊但在某种程度上一直存在的 ADHD。

认知三要素：记忆

Karen 已经 60 多岁了，她发现自己的记忆力越来越差。她强调说有些事情记得很清楚，有些很快就忘了。正如她所说："我可以告诉你我的职业生涯、高中和大学的美好时光，甚至小时候参加足球比赛的细节。我的朋友还说我的常用词汇量很大。但昨天发生的事情我却难以描述。"认知测试显示，她在学习记忆新素材方面存在困难，比如学习并随后回忆一组单词，但在其他方面没问题。事实上，她对很久以前的信息的记忆能力很强，还能有效地重复一些简短的记忆材料，比如简短的随机数字序列。

记忆可分为多种形式，我们常说的中年及以后会有所下降的——像 Karen 那样的——就是所谓的情景记忆。这种记忆形式指的是对日常经历的某些事件（或情景）和相关细节的记忆。我们最近与朋友的谈话内容、去新餐馆吃饭的时间及早餐吃了什么都算在内。

有关记忆的研究通常会特别关注情景记忆，情景记忆的衡量标准通常是一个人学习并回忆一组单词、故事、人脸或图案等视觉信息的能力。这也是临床神经心理学家和脑科学专家关注的一个重要领域。随着年龄的增长，情景记忆往往会出现轻微衰退，但可以通过运动、积极参加社交活动和培养有益身心的爱好来增强。可以说，情景记忆可以得到改善，也可以任其枯萎，这在一定程度上取决于我们在生活方式上的选择。

在接下来的章节中，我们将提到更多的健脑活动。

语义记忆指的是 Karen 提到的没有问题的记忆，即对多年来积累的词汇、事实和其他常识的记忆。这种类型的记忆相对不易改变，即使在脑损伤和轻度痴呆情况下也是如此。在交谈中，我们绞尽脑汁地找出合适的词语，这就是前面提到的与年龄有关的找词困难，但只要花点时间，我们通常能找到这个词。

你是否有过这样的经历：走进家里的某个房间，却忘了为什么要去那里；被告知某人的名字，几秒后就叫错了。这些都是工作记忆的例子，更确切地说是工作记忆缺损。这种类型的记忆与我们保存或处理 10～20 秒的信息有关（也就是说，除非我们进一步记忆或记录下来）。请注意，工作记忆有作为记忆形式和大脑执行功能的双重职责，我们将更详细地讨论这一点。

还记得我们在第 2 章对 H. M. 的介绍吗？他对术前所学信息的语义记忆保持良好，对新名字或其他材料每次可以记住几秒钟。但由于其形成新情景记忆的关键结构——海马被切除，他被永远束缚在短暂的工作记忆中，锁定任何新信息的时长几乎无法超过几分钟〔21〕。

工作记忆与注意，尤其是与连续注意密切相关，并且在帮助我们调节行为方面非常重要。例如，在自助餐厅里迅速做出不吃或吃一块热量满满的蛋糕的决定。与其他类型的记忆类似，工作记忆也可以通过练习

〔21〕 H. M. 能够记住意识下一些以运动为导向的信息。例如，研究人员发现，当需要他在一项高难度的镜像绘画中画一颗以镜像方式观察到的星星时，他进步很快并在几天后出色地完成了任务。然而，尽管他花了很多时间学习并完成了这个任务，但他无法回忆起自己完成过这个任务。关于 H. M. 生平详细介绍，参见 S. Corkin (2013), *Permanent present tense: The unforgettable life of the amnesic patient, H. M.*, New York, NY: Basic Books.

来强化[22]，我们甚至可以看到大脑活动的变化与工作记忆的提高有关。

同样值得注意的是，一项研究发现，当我们肯定自己的核心价值观时，工作记忆就会增强[23]：这些价值观是对我们来说特别重要的信念或原则，定义了我们是谁。虽然看起来并不那么直观，但明确价值观可以帮助我们解放自己的能力，更有效地专注于外部任务，并减少在自身兴趣之外行动的可能性。确认自我价值有助于我们养成多运动等新习惯[24]。在本章末尾，我们介绍了一个练习，可用于改善大脑和整体健康水平。

认知三要素：执行功能

想象一家由富有远见的 CEO 所领导的公司。作为一位负责数十名员工的高管，他需要知道如何开始新任务，目标明确、有条不紊，并有效管理时间以完成所有工作。他必须很好地规范自己的行为，以免出现头脑发热、冷漠或优柔寡断的问题。解决问题的能力也很重要，称职的 CEO 需要制订好的战略，并在这些战略无效时及时调整。

假设这位 CEO 正在发挥其执行功能：这是一套多层面的认知技

---

〔22〕 参见 P. J. Olesen et al. (2004), Increased prefrontal and parietal activity after training of working memory, *Nature Neuroscience*, *7*, 75-79.

〔23〕 参见 C. Logel and G. L. Cohen (2012), The role of the self in physical health: Testing the effect of a values-affirmation intervention on weight loss, *Psychological Science*, *23*, 53-55.

〔24〕 参见 R. Cooke et al. (2014), Self-affirmation promotes physical activity, *Journal of Sport & Exercise Psychology*, *36*, 217-223.

能，主要由大脑额叶支配，帮助我们在日常生活中做出以目标为导向的行为。我们将重点介绍其中的一些。研究结果一致且令人信服地表明，健康的生活方式会增强执行功能。加强身体素质、更多地与他人交往或从事激发脑力的工作，我们的执行功能往往会得到改善。我们将在后文讨论相关细节，首先，让我们定义一下什么是执行功能。

执行功能或执行力指的是多种不同的大脑技能(图 3.2)。

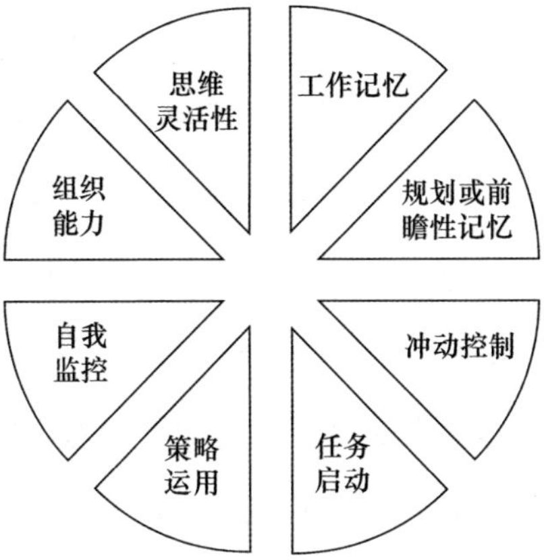

图 3.2　执行功能的类型

就像注意和记忆一样，人们可以用多种方式来描述执行功能。在某些情况下，人们从组织和时间管理的角度来描述执行功能。比如，在学校里，老师可能会说某个学生的执行功能有问题，因为他经常丢三落四或在完成作业时拖拖拉拉。在工作场所，执行功能有问题的人可能需要很长时间才能回复电子邮件、开始新任务或完成项目。老年人的执行功能问题可能与按时支付账单或忘记服药有关。与之相关的一项能力被称为前瞻性记忆，即记得我们将来要做某件事情的能力。

有一种执行功能对我们完成日常工作尤为重要，即神经心理学家所说的思维灵活性，也就是我们在任务、日常安排和互动交流中，在必要时进行调整的能力。当学校作业或项目没有按计划进行时，一些学生在思维灵活性方面就会遇到困难。比如，他们对如何完成数学作业已经有了计划，但是当出现意外情况时，就陷入了困境，导致长时间拖延和迟交作业。又如，你是否还记得，在没有导航的年代，要想开车去一个不认识的地方，我们需要拿出一张地图，想着要去的地方，然后解决路线问题。为避开交通堵塞或其他障碍，我们往往会绕路走，灵活地找到最佳解决方案。一般来说，大多数人会发现，我们需要时不时地调整日常计划，让大脑保持灵活，以适应意想不到的变化。

回到那位CEO身上，在担任领导角色时，我们需要避免表现失控。在回应他人时要管理好自己——基于良好的自我监控和冲动控制，这对健康的工作和人际关系至关重要。一些人能够有效地接受他人的建议或批评，甚至在被冒犯时也不会恼怒。这种调节自身行为的能力是执行功能的一个重要层面，尤其是当我们被质疑时，会变得越来越难。此外，压力或应激往往会降低我们的承受能力，当我们感到紧张时，化解矛盾就变得更难了。

这就引出了心理学家Daniel Goleman所论述的一个相关概念：杏仁核劫持[25]（amygdala hijack）。当前的互动或经历让我们紧张时，大脑的"报警器"杏仁核会产生负面的情绪，这会使大脑（尤其是额叶）

〔25〕 参见D. Goleman (2005), *Emotional Intelligence: Why it Can Matter More than IQ*, New York, NY: Bantam Books.

中文版《情商：为什么情商比智商更重要》已于2010年由中信出版社引进出版。——编者不堪重负。鉴于额叶在决策、推理、计划和专注力方面的关键作用，其一旦短路，我们就会陷入困境。情绪高涨时，流向额叶的血液就会减少，可能导致执行功能和其他认知能力受限。虽然这些变化是暂时的，但却会对我们的日常生活造成严重破坏——在大脑被劫持的情况下，完成任务、与他人互动及调节压力都会变得更加困难。促进脑健康与控制和调节负面情绪有关，就像武艺超群者抵挡对手的攻击一样。否则，我们就会分心、健忘，执行功能也会出现问题。

自我肯定练习

对个人价值观的自我肯定（self-affirmation）有助于行为的改变。明确我们的立场和我们看重的东西，有助于提高对新事物的接受度。在继续讨论其他话题之前，我想介绍一下前面提过的一个练习，它将帮助你完成贯穿全书的记录表。在该表中，你可以反思自己当前的价值观，以及这些价值观与你为改善脑健康而做出的改变的一致性程度。首先，看看下面列出的概念、属性和人生价值观：

独立　灵性　宽容　自主　财产安全　服务他人　生产力
社会性　和谐　成就　诚信　乐观　健康　友善　创新　真诚
幽默感　适应性　明确的道德观

哪些对你来说最有意义？选出 6～8 个最能反映你当前价值观的词（或自由发挥），然后按照重要程度列在下方。

个人价值观排序：

1. ______________________________

2. ______________________________

3. ______________________________

4. ______________________________

5. ______________________________

6. ______________________________

7. ______________________________

8. ______________________________

现在，请简要说明为什么排在第一的价值观对你来说最重要？

____

____

____

____

这个练习与许多积极的结果有关[26]，包括更容易养成好习惯、更强的工作记忆、日常生活中更多参与体育运动，以及额叶功能的改善。在后面的每一章的末尾，我都会要求你反思自己的价值观，帮助你明确其重要性，并将各章主题与你的日常生活联系起来。希望你能发现这一练习的好处，我相信你会的！

---

〔26〕 参见 C. Logel and G. L. Cohen (2012)以及 R. Cooke et al. (2014)；又见 E. B. Falk et al. (2015), Self-affirmation alters the brain's response to health messages and subsequent behavior change, *Proceedings of the National Academy of Sciences USA*, *112*, 1977-1982.

第二部分

增强大脑功能的认知策略和生活方式

04

最有效的策略

Bridget 是一个乐观的人，几年前，她被诊断患有多发性硬化(multiple sclerosis)，当时我对她进行了神经心理学评估。和其他多发性硬化患者一样，Bridget 在日常生活中出现了一些认知障碍：在记忆提取方面遇到了麻烦，需要更长的时间来加工对话中的新信息。

虽然评估结果显示她在记忆和认知效率方面存在一些问题，但她一直在想方设法地弥补。Bridget 认真地将待办事项和要买的物品记在手机上，用手机闹钟和计时器提醒自己食物还有多久煮好。她还试着将新名字与认识的同名同姓的人联系起来以辅助记忆。Bridget 欣然接受了自己的遭遇，也体会到好的记忆策略能增强对症状的掌控感。

本章将介绍已知的可以改善脑健康、提升整体生活质量的补偿策略、活动和生活方式，主要分为三个部分：科学背景、基本要点和关键问题。重点关注 CAPE 模型中的"C"，探讨与 Bridget 类似的患者如何通过使用有效的技巧来提高注意、记忆和执行功能，从而充分提升脑健康水平。

科学背景

现实中的策略运用

我们可能都认识一些记忆力很好的人：他们能很好地记住别人的名字、生日，并能回忆起聚会和社交活动的细节，就像昨天发生的一样。说实话，这样的人并不多。但有一些有趣的个案值得一提，他们在日常生活中运用了强大的认知策略。其中一位叫吕超[27]——圆周率背诵世界纪录保持者。就其成就而言，我们谈论的不是记住几十个甚至几百个数字（这已经够令人印象深刻的了）。他的壮举是创造了无差错背诵圆周率至小数点后 67 890 位的吉尼斯世界纪录。

我们很容易得出这样的结论：吕先生只是记忆力超群，几乎比所有人都强，仅此而已。更有趣的是，多年后，当要求他回忆尽可能多的圆周率数字时，曾经令人印象深刻的成就已不复存在——只能回忆起

〔27〕 如需更详细的信息，参见 Y. Hu and K. A. Ericsson (2012), Memorization and recall of very long lists accounted for within the long-term working memory framework, *Cognitive Psychology*, *64*, 235-266.

39位数字。经过进一步分析，他以前之所以如此擅长记忆数字，是因为很好地使用了各种组织技巧，包括学习两位数的数字组合，将其作为单词记忆，并用这些单词编故事，然后反复练习。归根结底，他运用了有效的策略，这比单纯的超强记忆力更重要。

另一个例子来自南美洲。在阿根廷的布宜诺斯艾利斯，经验丰富的服务员以善于记住复杂的饮料和正餐订单而闻名。一些研究人员发现了这一点，决定实地考察，一探究竟[28]。他们是这样做的：其中八位研究者在当地的一些热门景点坐下来点了一轮饮料。服务员端着研究者点的饮料，准确地递给了每个人。喝完后，他们八人又点了一轮。这次在服务员离开后，研究者换了座位。研究者想要了解服务员记住复杂的饮料订单的能力是否与位置有关。换句话说，服务员是否利用了视觉线索或提示来回忆饮料应该送到谁的手上。

研究者很快发现，服务员的记忆力并没有那么好。在送第二轮饮料时，服务员犯了不少错误。随后，研究者以未经培训的服务员（从未做过服务员的人）为被试重复了这项实验，发现他们在接单和送单方面表现得很糟糕。在改变座位的条件下，新手的表现与训练有素的服务员一样。经验丰富的服务员使用了一个很好的策略（将订单与顾客的空间位置联系起来），但当情况发生变化时，这个策略就失效了。虽然研究者发现了这一现象背后的本质，但这些服务员的实际表现及其巧妙的策略运用令人印象深刻。

---

〔28〕 参见 T. A. Bekinschtein et al. (2008), Strategies of Buenos Aires waiters to enhance memory capacity in a real-life setting, *Behavioural Neurology*, *20*, 65-70.

外部和内部策略

日常生活中可以使用的认知策略通常可以分为两类：外部策略和内部策略。外部策略指存在于外部的策略，能够帮助我们管理任务，以及工作和生活的环境。换句话说，这些策略与我们可以实际操作的东西有关。外部策略的例子比比皆是：智能手机（包括带闹钟和震动提醒功能的日历）、挂历、清单、可擦写白板、账单自动支付系统、记事本、在线日历、闹钟和厨房计时器。使用便携式分装药盒来帮助我们记住什么时间该吃什么药也算一个外部策略。我们也可以把常用的物品，如钱包或钥匙，放在一个固定的位置（如门口的置物架上），以免放错地方。使用一种或多种这样的外部策略能使我们周围的环境井然有序，还能帮助我们跟进日常事项。

内部策略是用来帮助我们记忆或组织新信息的心理技巧。在学习新知识的初始阶段，内部策略比把某些东西写下来或输入智能手机更有帮助。比如，当尝试记住一个新朋友的名字时，在脑海中多次重复这个名字，我们就能记住了。使用首字母缩写牢记一些想法，也是记住某些事情的一种方式。我们使用 CAPE 缩写词的目的也是如此。下面介绍几个例子。

正如心理学家 Daniel Kahneman 在研究中证实[29]，过多的选择不是好事。接下来，我们将针对上一章的认知三要素，介绍一些有用

〔29〕 参见 D. Kahneman (2011), *Thinking, fast and slow*. New York, NY: Farrar, Straus, and Giroux.

的循证策略。表 4.1 举例说明了其中一些策略。此外,正如我们从积极心理学研究中所了解到的,如果使用新的认知策略时能感受到积极情绪,那么你就更容易养成积极的生活习惯[30]。因此,如果你尝试了下面的策略,哪怕只有短暂的积极情绪、小小的成功,或是对日常事务有轻微的掌控感,也一定要注意到这一点!能够反思自己微小的进步,并为之感到欣慰,你就会继续使用这个策略,并从中受益。

表 4.1　外部策略和内部策略示例

外部策略	内部策略
纸质或电子日历、记事本	口头表达或自言自语地完成一项任务
最多列 4～5 个事项,每一项包括完成任务的大致时间	用首字母表达信息,以便回忆
手机或厨房计时器	在新素材中加入个人联想
手机、钱包、手提包等重要物品要放在固定的位置	当你陷入解决问题的困境时,退一步想想
画出你想要记住的东西	单一任务取代多任务处理

注意策略

关于注意策略,重要的是要明白,为了更好地记住某件事情,我们首先需要集中注意。据我观察,许多抱怨自己记忆不好的人实际上是注意力不集中。其中一些失误与压力和情绪低落有关,一旦压力消失或情绪改善,记忆问题就会减少。这种变化也体现在科研领域。简而

〔30〕 关于积极情绪对行为改变作用的详细讨论,参见 B. L. Fredrickson (2013), Chapter One-Positive emotions broaden and build, *Advances in Experimental Social Psychology*, *47*, 1-53.

言之，当人们恢复自我时，记忆或其他认知问题就会减少[31]。

提高注意力的一个实用且有实证依据的内部策略是口头表达一项任务[32]，或者大声说出每一步要做什么。另一种方法是把自己想象成是一场体育比赛的"解说员"。大声地描述过程似乎能让大脑更好地专注于手头的任务，减少背景干扰的影响。

在完成家务、工作或学习任务时，掌握自言自语的窍门需要进行一些练习。首先，明确完成任务的总体规划。其次，在完成任务的过程中，大声说出每一步要做什么。在练习的过程中，你可以默念每一步骤，口中念念有词——最终将你的话语变为无声，并在头脑中继续这一过程。练习方法很简单，例如，在洗碗时，把正在洗的每个杯子、盘子和其他餐具都说出来；洗衣服时，大声地描述从烘干机中取出并折叠的每件衣物。随着时间的推移，口头表达任务的过程会成为"第二天性"，你会发现自己能更好地集中精力完成各种任务。

有一个能让我们更加专注于任务的好而简单的外部策略：分心记事本。这来自对 ADHD 的研究[33]：在 ADHD 研究中，控制注意的分散至关重要。思路是这样的：当我们在学校、办公室或家里完成某项

---

〔31〕 参见 S. W. Kinsinger et al. (2010), Relationship between depression, fatigue, subjective cognitive impairment, and objective neuropsychological functioning in patients with multiple sclerosis, *Neuropsychology*, *24*, 573-580.

〔32〕 有关这一策略的研究总结，参见 S. K. Kucherer and R. J. Ferguson (2017), Cognitive behavioral therapy for cancer related cognitive dysfunction, *Current Opinion in Supportive and Palliative Care*, *11*(1), 46-51.

〔33〕 参见 S. A. Safren et al. (2005), *Mastering Your Adult ADHD: A Cognitive-Behavioral Treatment Program*, New York, NY: Oxford University Press.

任务时，经常会有一些杂念（昨晚比分如何，几点接孩子，衣服洗好了吗）。与其对想法做出回应（比如上网查看比分），不如把想法写在便签或记事本上。这样做，想法会被有效化解——已记录在案，以备后用，而你可以继续专注于当前的任务。

在当今这个科技发展日新月异的社会里，分心之事无处不在。手机、平板电脑、社交媒体、互联网……当环境中充斥着多种让我们偏离任务的选择时，我们很难有效地集中注意。谨慎使用媒体是一种提升注意的外部策略。你是否有时并不需要接收手机或电脑的弹窗提醒？每次你收到邮件或短信时，是否都有提示音？当你需要专注于手头工作时，可以关闭这些通知，甚至关闭手机和电子邮件，这样就能更好地把控自己。谨慎使用社交媒体，将其作为完成日常任务的奖励，而不是让它干扰你的工作进程。

当我们讨论日常生活中提升注意的策略时，会提到一种经过深入研究的强大心境——心流（flow，又称福流）。心理学家 Mihaly Csikszentmihalyi 特别指出，心流状态[34]是对某项活动或任务深入而持久的专注。当我们全神贯注地做事情时，会忘记时间。心流是一种非常理想的状态：工作效率和乐趣齐头并进，时间不经意间飞逝而过。全神贯注于业余爱好，如演奏乐器、创作视觉或其他艺术、参与体育运动，也是心流的例子。

试想一下，一位女明星全身心地投入演出，彻底征服了观众——

---

〔34〕 参见 M. Csikszentmihalyi (1990), *Flow: The Psychology of Optimal Experience*, New York, NY: Harper Perennial.

她就是其所扮演的角色，从而完成了高水准的表演。或者一位程序员，能在研发新软件时专注地工作数个小时；一位高山滑雪运动员，在比赛中表现出色，以毫秒级的优势赢得了比赛，因为她非常专注于线路和赛道的细微差别。我们还可以想到一些业余爱好者，花费数个小时精心制作一个完美的鸟巢，最终看到蓝松鸦在其中欢快生活，内心充满了喜悦。

心流状态是在若干条件下通过特定策略产生的，包括一个具体的目标、承担任务的动力，以及完成任务的经验。同时，拥有所需的资源也很重要。这些资源包括一个安静的房间、必要的设备(如一台运行良好的电脑)，或许还有在完成类似任务时你所听的某种风格的音乐。正如你想象的那样，有些事情会阻碍我们进入心流状态，包括环境不理想、压力过大和人际冲突。

当我们在任务要求和完成任务所需技能之间取得良好平衡时，就会进入心流状态。轻而易举、没有挑战性的任务会让我们感到无聊，而难度过大却没有合适的技能又会导致焦虑。你能回想起自己在工作中曾有过的巅峰状态吗？想想在开始这项任务之前发生了什么，尽管面临挑战还是能自如地运用技能是什么感觉，以及最终的结果是什么。对于任何活动而言能随时找到这种状态都是值得的，这也是促进脑健康的一种好方法。

记忆策略

步入中年以后，我们对新信息的记忆逐渐下降，因此需要更加积极主动地学习。举个例子，你有多少次在陌生人自我介绍之后忘记了他的名字？（我也是。）你的注意只在这个人身上停留了一小会儿，然后就被谈话主题带到了别处。突然之间，你就不知道他叫什么名字了！下次见面时，可以试着这么做。第一步是先说出对方的名字，然后介绍自己。举个例子："嗨，Mike，我是John。"当你重复对方的名字时，你的大脑会做出反应，建立把名字和面孔联系起来的神经连接。这就增加了稍后、第二天，甚至以后的交往中记住对方名字的可能性。

第二步是把对方的名字附加个人联想，并把这些信息和已知的事情联系在一起。一个方法是在脑海中想象这个人与你认识的同名的人站在一起。回到"Mike"这个名字，假设你曾经与一个认识多年名叫Mike的人一起工作或上学。在你的脑海里想象一下，"新"Mike站在"老"Mike旁边，或许在握手、谈话、热情交流……你明白了吧。在某种程度上，脑海里的形象越夸张越好。反过来，你也帮助大脑和你刚知道的新名字建立了更深的关联，提高了下次见到Mike时记住他名字的概率。你也可以在家练习这个策略，试着记住新闻人物、体育解说员或美食节目主持人，让自己养成这种习惯。在某种程度上，你拥有一个私人"实验室"，可以随时改善记忆策略。

这个过程也被称为精细加工——为你所学的新事物创造更广阔的背景。如果你想更好地学习和记忆信息，这个过程尤为有效。与此相关的一个策略就是所谓的间隔练习（spaced practice）。这是一种内部策略，即先学习一些新材料（可能是所学课程的内容或是最近阅读的东西），然后过一段时间再来复习这些材料。这个策略的重点是你要休息一下，做另一项活动、打个盹儿，甚至是晚上睡一觉。然后，再回到所学内容上，重新进行自我测试。

正如 Peter Brown 及其同事在《认知天性》(*Make It Stick*)[35]这本书中所写的那样，这种策略比许多学生使用的传统的“填鸭式”策略要有效得多。后者可能会帮助你在第二天的考试中取得更好的成绩，但不可避免的“心理冲厕”可能很快随之而来，让你回到原点，即使记忆长期保留下来，也所剩无几。

你可以使用的另一种内部策略应该是大家都熟悉的：将信息归纳成某种有意义的结构或“包”，便于日后检索。本书的大部分内容都与CAPE模型有关，该模型是促进脑健康的主要方法。此时，你也许已经能够解释首字母所代表的意义(认知策略、活动参与、预防认知问题和大脑教育)，这表明你已经在使用这种策略了。也许在生活中，还有其他常见的想法、任务或信息，你也可以为它们创造一个易于记忆的缩写词。

一种简单有效的外部记忆策略是画出想要记住的东西。一些创新性研究将画画与其他记忆方法进行了比较[36]，结果发现，对于某些类型的信息来说，画画是一种很好的方法。一项研究比较了记忆单词

---

[35] 参见 P. C. Brown et al. (2014), *Make It Stick: The Science of Successful Learning*, Cambridge, MA: Belknap Press.

中文版《认知天性：让学习轻而易举的心理学规律》已于2018年由中信出版社引进出版。——编者

[36] 参见 J. D. Wammes et al. (2016), The drawing effect: Evidence for reliable and robust memory benefits in free recall, *Quarterly Journal of Experimental Psychology*, *69*(9), 1752-1776. 另一项研究在青年和老年参与者中发现了类似的模式：M. E. Meade et al. (2018), Drawing as an encoding tool: Memorial benefits in younger and older adults, *Experimental Aging Research*, *44*(5), 369-396.

的不同辅助策略——比如把单词写下来或画出单词的心理表象，结果发现，画出单词的是赢家。即使增加单词个数或缩短记忆时间，也对结果没什么影响；画画仍能帮助人们更好地记忆。日常生活中的一个应用是在杂货店快速勾勒出需要购买的物品，或在备考时画出与某个历史时期有关的场景。你不需要成为一个伟大的艺术家，画出你想要记住的东西就足够了。

执行功能策略

许多有认知困扰的患者都表示在日常生活中难以记住一些琐碎但重要的任务：工作、上学或预约的就诊时间，按时支付账单，在购物中心或超市的停车位置，钥匙或手机等物品放在了哪里。人们还经常说自己在交谈中有找词困难。事实上，这些都是在普通人群中常见的问题。一项大型研究发现，半数以上的中年男性和大约三分之二的女性声称自己有记忆问题〔37〕。

幸运的是，这类问题可以直接通过外部策略得到解决，我将其归为执行功能策略。因为它们涉及计划、组织信息和管理时间的方法，最终可以提高记忆能力。

那些对"老派的"技巧感兴趣的人会坚持使用记事本或挂历，这是一个不错的选择，尤其是对于记忆未来的事情而言。我们的生活都很忙碌，对大多数人来说，记住几周或几个月后的安排是很困难的(就连记忆冠军吕超也不例外)。使用组织技巧和策略来规划未来活动会有

〔37〕 参见 A. Singh-Manoux et al. (2014), Subjective cognitive complaints and mortality: Does the type of complaint matter? *Journal of Psychiatric Research*, *48*,73-78.

很大帮助。

一个小巧、易用（以适合你的方式列出星期和日期）、时尚（由你界定）、可随身携带的记事本，有助于提醒你不要错过与朋友或同事的会面。有些人喜欢使用智能手机或在线日历。这些策略很有用，因为它可通过多种感官通道进行提醒：通过看到列出的事件进行视觉提醒、通过闹铃进行听觉提醒，甚至还能通过震动进行触觉提醒。还能将紧迫的细节从脑海里转移到页面上（纸质或电子），以便适时进行考虑并采取行动，从而减轻压力。

那么，日常生活中把物品放错地方呢？你是否经常把钥匙、钱包等小物件放错地方？把物品放在家或工作场所中固定的位置，是预防这些失误的最佳方法。比如，在门口放一个置物架就很有用。虽然这是需要一段时间才能养成的习惯，但最终我们会发现日常用品放错地方的情况大大减少。高科技策略也有所帮助。可以购买一些小型装置挂在钥匙扣上，并与手机应用程序相连，用来定位钥匙的位置。对于那些有兴趣用技术改变生活的人来说，这样做是很棒的。

另一种外部执行功能策略是有效地记录“紧急”任务信息。也就是你在一天之内需要完成的任务，需要短期规划才能有效管理。不言而喻，列清单是最好的方法，但不能一概而论。虽然包含许多项目的清单作为独立的主任务列表很有帮助，但可能会让人不知所措，适得其反。

在理想情况下，一天中任何时间段使用的任务清单都不要超过五项。使用简短的清单，可以提升完成任务的概率（划掉每项已完成的任务令人感觉很好),从而获得成就感和掌控感。清单的一个重要的附加项目是估算完成每项任务所需的时间。虽然估计可能存在偏差,但这个过程有助于你从时间上对自己的努力有个心理框架,并对自己在现有时间内完成任务的能力有一个更现实的认识。比如,一份在半天内需要完成的包含五个项目的清单是这样的:

- 完成支出明细表(60 分钟);
- 致电同事,讨论下个月的合作事宜(15 分钟);
- 致电孩子的老师,安排家访时间(10 分钟);
- 支付电费和话费(10 分钟)。

显然,支出明细表是其中最耗时的项目。鉴于这项工作耗时最长(可能比我们估计的还要长),可以优先完成。其他任务则比较快,可以在晚些时候完成。时间估算总要留有一些余地,为意外"插曲"留出时间(同事到办公室闲聊;在家里接到一个好久没联系的亲戚的电话;决定站起来四处走走,避免久坐不动)。这个过程最终能让你对自己的日程安排有更多的掌控,进而有效利用执行功能,提高工作效率。

上一章我们讨论过执行功能的一个重要层面,即神经心理学家所说的思维灵活性。主要是指我们在日常生活中做出调整的能力。上一次你需要更改日程安排是什么时候?在家做项目时,出乎意料地需要修改原计划;或者在一次谈话中,交谈内容变成了一个陌生的新话题,你需要重新整理并跟进……你遇到过这些情况吗?每个人都需要灵活安排自己的活动和计划，这是生活的一部分。力求灵活也是脑健康的一个重要体现。

提高思维灵活性的一个重要方法是：当你觉得自己在某项任务上进展不如意时，进行快速自我监控练习。在心理上后退一步（我喜欢称之为“万米视角”，就像从远处看你现在的处境一样），做几次深呼吸（帮助大脑避免因沮丧和焦虑而出现杏仁核劫持），然后扪心自问，在这种情况下，是否可以采取不同的做法。接着自我检查，看看自己是否过快地决定了行动计划。快速思考并做出决定固然有用，但在确定采取某种策略之前，花点时间考虑多种选择同样重要。

Chris 是一位中年患者，他说自己一直在努力寻找合适的医疗保险方案。有一个方案提供了一些诱人的福利，而且相当便宜，但他没有意识到在福利生效之前必须支付很高的免赔额。在承诺购买保险之前，他的妻子意识到，鉴于 Chris 的健康问题，支付的免赔额远超所需，风险相当大。他们最终选择了一个月租金略高，免赔额较低，更符合其需求的方案。退一步看，对广义上的财务影响的认识是做决定的关键——符合实际需求或可能倾家荡产。无论是从字面意义还是象征意义上讲，灵活应变都很有成效。

还有一个需要提及的执行功能策略，与我们如何完成一项任务有关。正如我们之前所讨论的，研究表明，多任务处理[38]，即同时处理几件事情，会导致我们犯更多的错误、加工速度变慢、工作效率降低。

---

〔38〕 参见 E. Ophir et al.（2009），Cognitive control in media multitaskers，*Proceedings of the National Academy of Sciences USA*，*106*，15583-15587.

更有效的方法是所谓的单任务处理——一次做一项任务，完成后再处理下一项。这样，你才是在与大脑合作，而不是与之作对。

这个过程的附加任务是从启动最重要的任务开始，再转向次要的任务。虽然处理只需几分钟的事情似乎更容易、更吸引人，但却会让我们偏离轨道，最终影响更重要的任务。分心是不可避免的。这就是为什么先处理最重要的任务会改善整体工作流程，从而在一天的晚些时候有更多的时间来处理小事情。

最后，我想强调一点：在使用以上提到的，以及更广泛的认知策略之时及之后，对自我情绪的觉察是很重要的。当你成功记录未来的事情，计划好并按时完成它，是否感觉到自己的情绪有所上扬？你在完成工作任务时所做的努力是否会减少当下和日常的压力和紧张？体验越积极，就越有可能将这一策略融入日常，并对自己履行职责的方式感到满意。

基本要点

总结一下本章的几个要点：

- 当思考日常生活中有助于提高注意、记忆和条理性的策略时，要平衡使用内部策略（自我生成的）和外部策略（有形的或环境中的东西，如日历或便签）。
- 为改善注意，可尝试用言语表达或自言自语地完成任务。

- 为提高记忆，把个人联想与要学习的新信息关联起来。
- 为新信息添加结构，比如把素材归纳为易于记忆的首字母缩写（如CAPE，表示认知策略、活动参与、预防认知问题和大脑教育）。
- 将重要物品（如钥匙或手机）放在家或工作场所中固定的位置。
- 把清单中的项目总数控制在5个以内，并写下完成每个项目预估的时间。
- 避免多任务处理，一次只完成一项任务。
- 当你陷入解决问题的困境时，不妨后退一步考虑问题，做几次深呼吸，问问自己手里是否还有比正在使用的方法更好的选择。
- 觉察日常生活中使用认知策略时所感受到的积极情绪（即使是短暂的），增加该策略的日常使用频率。
- 进入心流状态是积极培养认知技能和提高工作效率的理想方式。达到该状态的策略包括：在办公室和家里开始一项任务之前，做好充分准备，身处一个拥有你所需资源的环境中，并保持积极参与的态度。

关键问题：提高认知策略使用能力的个人规划

目前每天（或每周至少几次）经常使用的策略：

____

使用这些策略的时刻：

妨碍我更多地使用这些策略的因素：

使我难以使用有效认知策略的两大阻碍：

我如何克服这两个阻碍：

本周采取的提高认知策略使用能力的小措施：

本月采取的提高认知策略使用能力的小措施：

我为自己制订的未来 3 个月的策略使用目标：

我为自己制订的未来 6 个月的策略使用目标：

从本章学到的能帮助我更经常地使用策略的知识：

使用其他策略如何与我当前的价值观(在第 3 章末尾提到的)保持一致：

05

运动对大脑的作用

Steve经常做有益于身体和大脑的事情。他锻炼身体，吃得不错（得益于他厨艺精湛的妻子），并通过阅读和弹吉他保持精神焕发。Steve年过五旬时我见过他，当时他和妻子发现其记忆开始减退。Steve的日常生活功能完好，但记忆减退却变得越来越明显。神经心理学测试成绩显示，他在学习新语言信息方面（如新故事和单词表）存在一些问题，其他方面表现不错，甚至在某些方面相当优秀。整体模式显示Steve患有轻度认知障碍，即MCI，我建议他每一两年复查一次，密切关注认知状态。

每次见到他，我都会发现他有出现记忆问题的迹象，但Steve未表现出令人担忧的痴呆症状。尽管每年大约有10％的MCI会发展成痴呆，但Steve战胜了困难。当我问及关于运动的问题时，他总是告诉我："在我得知大脑和运动的关系后，我就开始行动了。"他几乎每天坚持在跑步机上跑 30～45 分钟，我告诉他，他的活动量在促进大脑功能和认知能力方面起到了积极的作用。

科学背景

在脑健康的 CAPE 模型中，"A"代表活动参与，该模型提及了三种类型的活动。在接下来的章节里，我们将讨论这三类活动：体育运动、社交活动，以及脑力或智力活动。本章重点讲述体育运动对大脑和认知的重要性。

首先，如果你不经常运动，那你并不孤单。关于普通人群体育运动水平的调查结果令人担忧。在美国，只有约 20％的成年人和老年人的运动量达到了相关标准[39]（每周至少 5 天做 30 分钟的有氧运动，至少 2 天做肌肉强化训练）。一些人觉得这样的运动量有点不切实际，尤其是如果目前自己不怎么活动的话。幸运的是，我们知道，每天运动 20～30 分钟——即使只是快步走，也会对大脑产生很大的影响。稍后将对此进行更多的讨论。

---

[39] 有关这方面的统计数据，参见 D. L. Blackwell and T. C. Clarke (2018), *State Variation in Meeting the 2008 Federal Guidelines for both Aerobic and Muscle-Strengthening Activities through Leisure-Time Physical Activity among Adults Aged 18-64: United States 2010-2015*, National Health Statistics Reports, no. 112, Hyattsville, MD: National Center for Health Statistics；又见 Centers for Disease Control and Prevention (2013), Adult participation in aerobic and muscle-strengthening physical activities—United States, 2011, *MMWR*, *62*(17), 326-330.

我们还发现,除了传统意义上的体育运动,许多人坐得太久、站得太少。最近的研究表明,控制其他因素后,白天久坐[40]与死亡概率增加有关。谁能想到看似无害的东西却如此危险?另一项研究发现,每天坐的时间越长[41],颞叶内侧就越小。颞叶内侧对学习和记忆尤为重要,所以如果你经常久坐不动(尤其是在工作时),就该重视这项研究结果。站起来四处走动,哪怕只是短暂地走动,对身体和脑健康都大有裨益。

我们所说的"运动"指的是什么?虽然我们对这个词有直观的理解,但许多活动都属于运动这个大范畴。散步、慢跑、跳舞、骑自行车、游泳、滑雪、骑山地车和徒步旅行只是其中几种。只要我们出汗且心脏跳动比平时快,就算数。还要记住一点,将体育运动与脑力或社交活动结合起来,对大脑特别有益。比如,打网球、壁球,或者与朋友或同事一起健步走。

为什么人们不怎么运动?我们可以想到一些常见的、阻碍人们运动的因素:

(1) 环境。有些气候条件不适合人们经常外出或参加远足、散步、骑自行车、打网球等户外活动。深秋到春季往往是躲避寒冷的季节,这会导致人们在温暖的月份里加强运动的努力受挫。反之亦然:

---

〔40〕 参见 L. F. Rezende et al. (2016), All-cause mortality attributable to sitting time: Analysis of 54 countries worldwide, *American Journal of Preventative Medicine*, *51*(2), 253-263.

〔41〕 参见 P. Siddarth et al. (2018), Sedentary behavior associated with reduced medial temporal lobe thickness in middle-aged and older adults, *PLOS ONE*, *13*(4), e0195549.

当天气过于炎热或潮湿时，人们有理由待在室内，等天气凉爽时再出门运动。

（2）时间。我们都有这样的感受：每天没有足够的时间用于运动。大多数人感到自己的工作和家庭生活应接不暇，有时甚至跟不上进度，更别提运动了。

（3）对运动的误解。担心短时运动会让我们之后身体酸痛，或者认为只有高强度和长时间的运动才能受益。

（4）健康问题。有人担心由于心脏病、肥胖或慢性疼痛等健康问题，运动可能会产生负面影响，因此应避免运动。

（5）与运动有关的支持极少或不一致。独自开始一项运动非常困难，尤其是当我们收到的信息不一致甚至是负面的时候。听朋友或医护人员说"应该多运动"——尤其是对如何真正做到这一点没有任何有用的建议时，可能会令人感到沮丧、尴尬，甚至泄气。

虽然这些因素在某种程度上都是合理的，但其对加强体育运动的努力无益，而加强运动对身心健康是有帮助的。通过探索并挑战阻碍体育运动的信念，我们往往能找到运动的理由。对很多人来说，环境阻碍是可以克服的，比如找一个便宜的健身房或康乐中心，在特别冷或热的日子里去购物中心散步、骑动感单车，或者在跑步机上走路或慢跑。

时间阻碍也可以作为突破口。例如，不要把车停在工作或办事的大楼附近，而是停在停车场的另一侧。尝试走楼梯而不是坐电梯。这些微小改变带来的额外几分钟的步行时间会逐渐累积起来，尤其是每天多次这样做。重要的是,把运动分成小块的时间(每次 5～10 分钟),对大脑和身体同样有益。

对运动的误解可能会让人信以为真,从而影响运动积极性。因此,挑战这些误解很重要。例如,不用强迫自己做高强度的运动;运动对每个人都很重要,包括有慢性健康问题的人。大多数健康问题并不妨碍运动,但在开始新的运动项目之前,最好还是咨询一下医生。无论健康状况如何,运动都能减轻疾病症状,提高生活质量。

运动的益处

运动的益处没什么可说的,我们都知道,多运动、提高心率有益健康。但是,我们的身体,尤其是大脑里究竟发生了什么,才会促使我们应该把按时运动放在首位?

首先,研究表明,运动对人的心血管系统有许多直接和间接的影响[42]。我们知道,运动能缓解高血压,进而减少脑部持续微小病变的发生概率。这些病变在管理不善的高血压患者中经常发生,并可能导致认知问题,我们将在第 11 章中讨论。一般来说,每天进行 30 分钟左右的运动是保持心血管健康的理想选择,即使是少量运动也是有帮助的。因此,即便你不是马拉松、长距离自行车或竞技游泳运动员,也不用担心,任何运动都是有益的。

---

〔42〕 一项横跨 30 多年的大型研究明确了运动对心血管健康的重要性,适度运动尤其有益;参见 M. F. H. Maessen et al. (2016), Lifelong exercise patterns and cardiovascular health, *Mayo Clinic Proceedings*, *91*(6), 745-754.

我们还看到，运动还能大大降低患心脏病和糖尿病两大并发症及死亡的概率。运动能降低轻微或重度脑卒中的发生概率，脑卒中会使我们的记忆、思维能力、行动能力和整体生活质量发生变化。运动也有助于我们改善睡眠、减轻体重。此外，我们都会经历不同程度的压力，体育运动能帮助我们更好地减轻压力、保持积极的情绪、少发牢骚。

当具体思考运动对大脑的积极影响时，我们会发现运动还有许多额外的益处。这些益处可以用一句话来概括：益心者益脑。因此，已知能改善心脏健康的活动或饮食对大脑也有好处。迄今为止，还没有一种干预措施能像运动那样对大脑产生如此深刻而全面的影响。接下来我们将讨论一些相关细节。

运动对大脑结构和功能的改善

这也许是运动与脑科学中最令人兴奋的进展——既让科学家们感到惊讶，又颠覆了数十年来对大脑运作方式的认知，即运动可以使新的神经元生长。这种对大脑的益处是最近才发现的，与长期以来认为大脑在早期发育后就已经定型的观点背道而驰。确实，过去人们认为，我们生来就拥有数量有限的神经元，这些神经元的总体数量和特征都是注定的。神经元在一生中都没有生长或变化——当然也不会朝着积极的方向发展——只会随着年龄的增长而逐渐消失。可以肯定，这是一幅相当黯淡的大脑图景。我们现在知道，两个极其重要的大脑区域(海马和额叶皮质)的神经元会随着运动而生长[43],这两个区域与学习新材料、解决问题、加工信息和某些类型的注意有关。简而言之,神经元越多,我们的认知能力和效率就越高;认知越好,我们的记忆、执行功能和加工能力就越强。让我们深入了解一些革命性的科学知识,它们阐明了我们如何促进自己的神经发生(neurogenesis)或神经元生长。

在证明大脑如何对运动做出反应的早期研究中,有一项研究[44]要求人们坚持运动一年,每周 3 天,每次 40 分钟。经过几周适应后,参与者被要求在接下来的研究中以中等速度(最大心率的 60%～75%)步行。需要注意的是,在研究开始前,这组人并不怎么活动:在过去的 6 个月中,他们的运动时间不超过 30 分钟。这可真是久坐不动了。

一年后以及研究进行到一半时,研究人员使用神经成像技术来确定与大脑有关的变化。他们的发现令人惊叹:与只做伸展运动的对照组相比,健步走参与者的大脑通过运动得到了增长。特别是,参与者海马的增长水平基本上消除了预期 1%～2%的容量下降。重要的是,对照组的海马容量每年都会出现这种典型的减少,这表明运动对"治疗组"产生了强大的作用。

---

[43] 例如,参见 K. I. Erickson et al. (2010), Physical activity predicts gray matter volume in late adulthood, *Neurology*, *75*, 1415-1422.

[44] 例如,参见 K. I. Erickson et al. (2011), Exercise training increases size of hippocampus and improves memory, *Proceedings of the National Academy of Sciences USA*, *108*(7), 3017-3022.

最近的研究证实了这一结果。例如，一项研究要求以前久坐不动的一组人每周3天，每次30～60分钟步行、慢跑或骑动感单车，坚持6个月。与研究参与者一起工作的教练逐渐将他们的心率提高到最大心率的80%，因此他们的运动强度非常大。研究结束后，与只做拉伸和肌肉运动的对照组相比，锻炼者的整体思维能力明显提高（包括记忆、加工速度和执行功能）。此外，在研究过程中，他们的体能提高得越多，海马就越大[45]。这些研究结果表明，运动是增强大脑可塑性的绝佳方式，也就是说，大脑会随着刺激或运动而发生变化。

除了新神经元的增加和大脑的生长，我们还看到运动对大脑中多种神经化学物质的强大影响。其中一个备受关注的领域是脑源性神经营养因子（即BDNF）等神经保护性因素[46]如何对运动做出反应。BDNF是大脑中的一种重要化合物，它在支持我们所拥有的数十亿个神经元的健康方面发挥着重要作用。确实，BDNF有助于新神经元的发育，也有助于现有神经元更好地交流。研究还表明，BDNF与集中注意、学习和记忆新事物的能力密切相关。

关于BDNF的一个有趣之处在于[47]，运动可以通过三种方式促

---

〔45〕 参见 L. Jonasson et al. (2017), Aerobic exercise intervention, cognitive performance, and brain structure: Results from the Physical Influences on Brain in Aging (PHIBRA) study, *Frontiers in Aging Neuroscience*, *8*, 336, doi:10.3389/fnagi.2016.00336.

〔46〕 对这一主题的精彩综述，参见 C. W. Cotman et al. (2007), Exercise builds brain health: Key roles of growth factor cascades and inflammation, *Trends in Neurosciences*, *30* (9), 464-472.

〔47〕 参见 K. Szuhany et al. (2015), A meta-analytic review of the effects of exercise on brain-derived neurotrophic factor, *Journal of Psychiatric Research*, *60*, 56-64.

进它在大脑中的作用。首先,单次运动可提高 BDNF 的水平,这种提高与记忆和执行功能等多种认知技能的改善有关。其次,对身体健康的人来说,单次运动对 BDNF 水平的影响似乎更为积极。最后,坚持运动的人在休息时这种神经营养因子的浓度更高。所有这些观察结果表明,运动对大脑结构乃至化学物质基础都有强大的影响。

神经科学研究的一个领域是体内炎症标志物如何影响大脑结构和功能。急性损伤后会出现炎症,这是一种正常的生理反应。然而,身体和大脑中的慢性炎症会导致更严重的健康问题。一些研究甚至强调了炎症与阿尔茨海默病之间的联系[48]。幸运的是,有证据表明,较高的体能和运动水平可以减少炎症[49],而炎症减少与更好的认知功能有关。体育运动还有助于支持和增强脑血管系统,这些血管将维持生命、富含氧气的血液输送到大脑各个角落。

此外,运动还能降低罹患阿尔茨海默病和其他形式的痴呆的概率。事实上,在美国,缺乏运动是一种"可改变的风险因素"[50],它与阿尔茨海默病的相关病例比我们可以控制的任何其他潜在因素(如糖

---

〔48〕 参见 M. T. Heneka et al. (2015), Neuroinflammation in Alzheimer's disease, Lancet Neurology, 14(4), 388-405; 又见 Q. Tao et al. (2018), Association of chronic low-grade inflammation with risk of Alzheimer disease in ApoE4 carriers, *JAMA Network Open*, *1*(6), e183597.

〔49〕 参见 J. Hwang et al. (2017), The positive cognitive impact of aerobic fitness is associated with peripheral inflammatory and brain-derived neurotrophic biomarkers in young adults, *Physiology & Behavior*, *179*, 75-89; 又见 F. Lin et al. (2012), Effect of leisure activities on inflammation and cognitive function in an aging sample, *Archives of Gerontology and Geriatrics*, *54*, e398-e404; 以及 C. W. Cotman et al. (2007)。

〔50〕 参见 D. E. Barnes and K. Yaffe (2011), The projected impact of risk factor reduction on Alzheimer's disease prevalence, *Lancet Neurology*, *10*(9), 819-828.

尿病、肥胖、吸烟和高血压)都要多。除了从总体上降低患痴呆的风险外,科学界的一个重要发现是,参与的体育活动种类越多,患痴呆的风险就越低[51]。换句话说,如果你喜欢交叉训练,你的大脑就会得到回报!支持运动对预防痴呆的作用的研究令人信服,我们将在本章后文讨论更多细节。

运动类型和强度与脑健康的关系

哪类运动最重要?从根本上说,任何形式的运动或体育活动都对大脑有益。研究最多的运动类型是步行和慢跑,可能是因为这些运动更容易在科学实验中量化。有关步行对大脑影响的研究普遍表明,你不需要慢跑、长跑或参加马拉松比赛,单单是走路就能促进大脑重要区域神经元的生长。

几年前进行的一项研究调查了低强度步行——只是日常的步行,对大脑记忆关键区域海马大小的影响。一组老年人需要佩戴一种设备约一周,计算每日步数和至少持续 10 分钟的连续活动时间。参与者还接受了脑部扫描,以观察他们的活动量是否与几个不同脑区的大小有关。

---

〔51〕 一项别出心裁的研究发现,在 5 年时间里,同时进行 4 种以上的体育运动(包括散步、园艺、远足、骑自行车或跳舞)在预防痴呆方面要好于只进行一项体育运动;参见 L. J. Podewils et al. (2005), Physical activity, APOE genotype, and dementia risk: Findings from the Cardiovascular Health Cognition Study, *American Journal of Epidemiology*, 161(7), 639-651.

研究结果发现，参与者每天每走1000步[52]，海马就会变大一点。同样，步行每增加10分钟，情况类似——运动越多，海马就越大，尽管运动时间没有总步数的结果那么令人印象深刻。在控制了年龄、受教育水平和心血管问题等会影响研究结果的因素后，这些结论仍然成立。奇怪的是，这些研究适用于女性，不适用于男性；一些研究（如该研究）发现，运动对女性大脑的影响可能更大。

其他研究发现，每周步行9000～15 000米[53]与大脑多个区域的容量增大有关，尤其是额叶和颞叶。因此，每天步行约1500米，对可供你支配的脑组织整体容量有显著影响。虽然持续的步行或跑步可能对大脑有很好的效果，但最近研究发现，其他类型的活动对大脑也有帮助。比如，瑜伽可以促进整个大脑更丰富的连接并改善记忆，太极可以增强注意、记忆和语言能力[54]。还有证据表明，水中有氧运动能够改善工作记忆和某些类型的注意，骑自行车[55]可以增强语言和

---

〔52〕 参见 V. Varma et al.（2015），Low-intensity daily walking activity is associated with hippocampal volume in older adults，*Hippocampus*，*25*，605-615.

〔53〕 参见 K. I. Erickson et al.（2010）.

〔54〕 参见 H. A. Eyre et al.（2016），Changes in neural connectivity and memory following a yoga intervention for older adults：A pilot study，*Journal of Alzheimer's Disease*，*52*，673-684；关于太极，参见 G. Zheng（2015），Tai Chi and the protection of cognitive ability：A systematic review of prospective studies in healthy adults，*American Journal of Preventative Medicine*，*49*(1)，89-97.

〔55〕 参见 C. T. Albinet et al.（2016），Executive function improvement following a 5-month aquaerobics program in older adults：Role of cardiac vagal control in inhibition performance，*Biological Psychology*，*115*，69-77；又见 M. Roig et al.（2016），Time-dependent effects of cardiovascular exercise on memory，*Exercise and Sport Sciences Reviews*，*44*(2)，81-88.

视觉记忆，尤其是在刚完成一次骑车训练后。

运动强度要多大才能最大限度地发挥对大脑的益处？总的来说，中等强度的运动尤其有益，我们所知大脑与运动的联系大多来自中等强度的研究。科学研究还发现，运动与心血管健康（进而可能影响脑健康）之间似乎是“曲线”关系：低强度和高强度运动都比不运动对心脏有益，但中等强度运动对心脏最有益[56]。顺便提一下，“适度”运动指的是在以0到10打分的运动量表中，运动量约为5或6，其中“0”表示静止不动，“10”表示满负荷运动。5级到6级的运动量包括远足、快步走，适速骑行，适度而非比赛强度的游泳。

我们往往还看到运动与认知能力提高之间的剂量-反应关系。换句话说，你的运动“剂量”越大（一次20分钟的户外散步与一周2～3次类似的散步相比），大脑获得的回报就越多。比如，一项研究发现，每周步行或慢跑75分钟可提高注意和视觉空间能力[57]，运动时间增加一倍，某些能力的提高会更大。其他研究发现，从十几岁到七十多岁，每周运动两小时对执行功能和记忆都有好处[58]。运动量越大，这些益处越明显。

---

〔56〕 参见 M. F. H. Maessen et al. (2016).

〔57〕 参见 E. D. Vidoni et al. (2015), Dose-response of aerobic exercise on cognition: A community-based, pilot randomized controlled trial, *PLOS ONE*, *10*(7), e0131647.

〔58〕 参见 B. Gaertner et al. (2018), Physical exercise and cognitive function across the lifespan: Results of a nationwide population-based study, *Journal of Science and Medicine in Sport*, *21*, 489-494.

最近一项涉及10万多人的大型研究[59]进一步阐明了运动的剂量-反应关系。研究人员对这些人进行了为期8年的追踪调查,发现那些经常运动的人比从不运动的人表现出更好的记忆和语言能力。研究中一个特别引人注目的发现是,越是喜欢运动的人,认知测试表现越好。另外,研究开始时不爱活动但后来也开始运动的人,思维能力似乎也有显著提高。这项研究的启示是,任何运动对大脑都有益,督促自己多运动会更好。

需要指出的是,运动并非要一次完成。换句话说,如果你打算每天运动20分钟,可以把它分成两次、每次10分钟的运动(散步、爬楼梯等)。我们每天都很忙,把运动分成小块更容易完成。与此相关的是,如果你只有几分钟的运动时间,仍会感受到短暂的脑力提升;研究发现,单人运动可以暂时改善我们的注意和执行功能[60]。

另一种考虑运动时间的方式是:我需要做多少运动才能看到持久的认知益处?有一项研究给出了一个合理的答案,该研究综述了约

---

〔59〕 参见P. de Souto Barreto et al. (2016), Physical activity and cognitive function in middle-aged and older adults: An analysis of 104,909 people from 20 countries, *Mayo Clinic Proceedings*, *91*, 1515-1524.

〔60〕 一项研究探讨了体育运动对认知能力的即时效应,参见A. Dunsky et al. (2017), The effects of a resistance vs. an aerobic single session on attention and executive functioning in adults, *PLOS ONE*, *12*(4), e0176092; 又见J. C. Basso et al. (2015), Acute exercise improves prefrontal cortex but not hippocampal function in healthy adults, *Journal of the International Neuropsychological Society*, *21*, 791-801.

100 项[61]针对 60 岁及以上人群的临床试验。综述的大多数研究包括了有氧运动(通常是步行)或有氧运动与抗阻训练相结合。其主要发现是:少于 52 小时的运动效果不大,而 52 小时或更长时间的运动效果明显。这样的运动量对执行功能和加工速度特别有益,而对记忆力的益处相对较少。在所有研究中,每次运动时间通常为一个小时左右,综述中的研究通常要持续 6 个月左右。同样,持续数周和数月的总运动时间更为重要。归根结底,要从运动中体验到认知能力的明显改善可能需要一段时间,但有令人信服的证据表明,只要付出时间和努力(加上一点耐心),就能实现这一目标。

高强度间歇训练(high-intensity interval training,HIIT)是一种越来越受到科学界和大众关注的运动方法。简而言之,HIIT 是指短暂的高强度运动和轻度运动交替进行。具体而言:先用近乎全速的速度跑一两分钟,然后再走一两分钟,如此反复几次。

除了改善人的体能水平,还有一些证据表明,HIIT 对大脑也有好处。尤其是经过一段时间的 HIIT 后,人们加工信息的效率往往会更高,而且不容易出错[62]。与单次适度运动相比,HIIT 还能在更长时

---

[61] 参见 J. Gomes-Osman et al.(2018),Exercise for cognitive brain health in aging: A systematic review for an evaluation of dose, *Neurology: Clinical Practice*, *8*(3), 1-9.

[62] 参见 C. R. R. Alves et al.(2014),Influence of acute high-intensity aerobic interval exercise bout on selective attention and short-term memory tasks, *Perceptual and Motor Skills*, *118*(1), 63-72;又见 S.-C. Kao et al.(2017),Comparison of the acute effects of high-intensity interval training and continuous aerobic walking on inhibitory control, *Psychophysiology*, *54*, 1335-1345.

间内提高执行功能[63]。一项研究发现,进行一次 HIIT 能够提高思维灵活性,这种提高与 BDNF 增多有关。此外,HIIT 比适度运动更能增强体质[64]。

要强调的是,大多数关于运动和大脑的研究都涉及轻度到中度的运动强度,我们知道这两类运动对大脑非常有益。鉴于 HIIT 是这一领域的新生事物,目前尚不清楚 HIIT 是否比低强度运动更有利于认知能力。敬请关注,因为根据初步证据,看起来其前景很好。

中年人运动的收益

我们知道,在一生中任何阶段开始运动[65]都是有好处的。即便是久坐不动但晚年(甚至在 80 多岁时)开始运动的人,运动对其健康也会大有裨益,包括大脑的积极变化。这对中年人来说尤为重要:这一阶段的体能水平预示着我们 20～30 年后的脑健康状况。多项研究

---

〔63〕 参见 H. Tsukamoto et al. (2016), Greater impact of acute high-intensity interval exercise on post-exercise executive function compared to moderate-intensity continuous exercise, *Physiology & Behavior*, *155*, 224-230; 又见 J. Hwang et al. (2016), Acute high-intensity exercise-induced cognitive enhancement and brain-derived neurotrophic factor in young, healthy adults, *Neuroscience Letters*, *630*, 247-253.

〔64〕 参见 K. Weston et al. (2014), High-intensity interval training in patients with lifestyle-induced cardiometabolic disease: A systematic review and meta-analysis, *British Journal of Sports Medicine*, *48*, 1227-1234.

〔65〕 参见 Q. Tian et al. (2014), Physical activity predicts microstructural integrity in memory-related networks in very old adults, *Journals of Gerontology*, *Series A*: *Biological Sciences and Medical Sciences*, *69*(10), 1284-1290; 又见 S. J. Colcombe et al. (2006), Aerobic exercise training increases brain volume in aging humans, *Journals of Gerontology*, *Series A*: *Biological Sciences and Medical Sciences*, *61*(11), 1166-1170.

表明,人到中年,身体越健康,患痴呆的概率就越低[66]。中年时的体能与几十年后大脑的运作能力关系紧密。事实上,任何强度的体育运动都会降低患认知障碍的风险[67]。即使在短期内,中年时更强的心血管健康与5年后更大的脑容量[68]和更强的大脑连接有关。

最近,在瑞典,一项时间跨度长达44年的研究对大量女性进行了抽样调查,这是研究运动与大脑关系的时间跨度最大的研究之一[69]。研究人员对参与调查的女性在中年时的体能进行了评估,并在随后的几十年里对她们进行了追踪,以确定她们是否以及何时达到痴呆的临床标准。另一项关于体育运动重要性的循证研究发现,中年时体能最好的女性患痴呆的概率要低得多——比中等体能的女性低88%。对于最终患上阿尔茨海默病或其他类型的痴呆但体能很好的女性来说,痴呆的发生要比体能较差的女性晚10年左右。在社会中,我们经常考虑如何规划未来,尤其是如何为退休后的生活准备足够的资金和资源。考虑到多年后的最终回报,人到中年,另一个优先安排事项应该

[66] 参见 J. Kulmala et al. (2014), Association between mid-to late life physical fitness and dementia: Evidence from the CAIDE study, *Journal of Internal Medicine*, *276*, 296-307; 又见 S. Rovio et al. (2005), Leisure-time physical activity at midlife and the risk of dementia and Alzheimer's disease, *Lancet Neurology*, *4*, 705-711; N. L. Spartano et al. (2016), Midlife exercise blood pressure, heart rate, and fitness related to brain volume 2 decades later, *Neurology*, *86*, 1-7.

[67] 参见 F. Sofi et al. (2011), Physical activity and risk of cognitive decline: A meta-analysis of prospective studies, *Journal of Internal Medicine*, *269*, 107-117.

[68] 参见 N. Zhu et al. (2015), Cardiorespiratory fitness and brain volume and white matter integrity, *Neurology*, *84*, 1-7.

[69] 参见 H. Horder et al. (2018), Midlife cardiovascular fitness and dementia, *Neurology*, *90*(15), e1298-e1305, doi:10.1212/WNL.0000000000005290.

是健身。

越来越明显的是，从长远来看，越早考虑改善脑健康，受益就越多。沿着这一思路，最近的一项研究对3000多名儿童和青少年[70]进行了长达31年的追踪调查。与健康状况较好的人相比，早年有高血压、高胆固醇和吸烟习惯的人，中年时的学习和记忆能力明显较差。这是在控制了成年后的健康问题之后得到的结果，表明年轻时较差的健康状况会对几十年后的认知能力产生持久的影响。

大脑的执行功能（包括计划、时间管理、工作记忆和任务转换在内的技能）[71]在包括青年和中年在内的整个生命周期中，都会随运动产生变化。例如，我们知道运动会增加BDNF——一种重要的神经营养因子。一些研究表明，腹部脂肪组织过多的中年人，其大脑中的BDNF会减少。反过来，这种生物学特征也与执行功能下降有关[72]。由此推论，多运动有助于提高大脑中的BDNF水平，从而增强执行功能。简而言之，尽管中年时期锻炼尤为重要，但任何时候开始有规律地运动以增强心血管和脑健康都为时不晚。

---

〔70〕 参见 S. Rovio et al. (2017), Cardiovascular risk factors from childhood and midlife cognitive performance: The Young Finns Study, *Journal of the American College of Cardiology*, *69*, 2279-2289.

〔71〕 参见 E. Cox et al. (2016), Relationship between physical activity and cognitive function in apparently healthy young to middle-aged adults: A systematic review, *Journal of Science and Medicine in Sport*, *19*, 616-628.

〔72〕 参见 S. Kaur et al. (2016), Serum brain-derived neurotrophic factor mediates the relationship between abdominal adiposity and executive function in middle age, *Journal of the International Neuropsychological Society*, *22*, 1-8.

坚持运动习惯

那么,我们该如何开始运动,又该如何坚持下去呢?除了本章末尾的规划表可以帮助你解决一些问题外,我们知道还有一些事情有所帮助。坚持运动的人往往有这样做的内在动力,同时也有非常爱运动的朋友[73]。这表明花更多的时间和爱运动的朋友在一起,可能会产生研究人员所说的"感染效应";换句话说,与喜欢运动的人在一起可能会改变你的观点,促使你多做运动。更妙的是,与朋友一起坚持运动会让你保持这个习惯(同时创造了社交的机会,我们将在第 6 章讨论这一点)。

运动形式要有趣。有些人试图践行"没有耕耘,就没有收获"的哲理,然后疲惫不堪,再次选择久坐不动。也许是承诺每周几天在午休时间散步 15 分钟;也许是掸去山地车上的灰尘,每周骑行一次;或者是找到泳镜,再次跳进游泳池游几圈。在某种程度上,你需要享受运动过程和运动本身。

---

〔73〕 参见 E. Burton et al. (2018), Effectiveness of peers in delivering programs or motivating older people to increase their participation in physical activity: Systematic review and meta-analysis, *Journal of Sports Sciences*, *36*(6), 666-678; 又见 I. Janssen et al. (2014), Correlates of 15-year maintenance of physical activity in middle-aged women, *International Journal of Behavioral Medicine*, *21*, 511-518.

此外,运动时所看的东西似乎也很重要[74]。宜人的风景和户外活动往往会激发人们更积极地运动。我还想说,使用跑步机、椭圆机或动感单车等器械对大多数人来说确实很无聊,但同时观看一场引人入胜的节目可以使人心情愉悦。有些人把一些"罪恶的快乐",即平时不看的电视节目或连续剧留在跑步机上看,以此作为运动的动力。

培养任何一种习惯都需要将其优先考虑。对运动而言,每周固定安排几个时间段专门用于锻炼是一个好方法。想想看:如果要见老板或重要客户,你会认为这是一项可有可无的活动吗?当体育运动以这种方式被明确列为优先事项时[75],将其融入生活的概率就会大大增加。

其他需要考虑的因素还有便利性和成本。运动应该相对容易。去哪里运动并不复杂,在附近散步或午休时间到办公室外面散步都是很简单的运动方式。如果需要开车到很远的地方才能到达健身房(或远足及骑山地自行车),这可能会影响养成坚持运动的习惯。我们还应该避免为体育运动支付高昂的费用。高昂的健身房会员费会让很多人望而却步,而免费的散步、慢跑或骑自行车则是一个不错的选择。

---

〔74〕 参见 M. Rogerson et al. (2016), Influences of green outdoors versus indoors environmental settings on psychological and social outcomes of controlled exercise, *International Journal of Environmental Research and Public Health*, *13*(4), 363, doi:10.3390/ijerph13040363;又见 J. Kowal and M. S. Fortier (2007), Physical activity behavior change in middle-aged and older women: The role of barriers and of environmental characteristics, *Journal of Behavioral Medicine*, *30*, 233-242.

〔75〕 参见 W. Miller and P. R. Brown (2017), Motivators, facilitators, and barriers to physical activity in older adults, *Holistic Nurse Practitioner*, *31*, 216-224.

健身房通常会提供单日票，只需支付相对较低的费用，就可以时不时地去游泳或进行其他运动，而无须支付月卡费用。

基本要点

以下是运动及其对大脑和认知能力的影响的基本要点：

- 运动对大脑的结构和功能有多种益处。
- 迄今为止，大多数关于大脑和运动的关系的研究关注的是散步和快走的效果，但是任何类型的运动都有益于心脏和大脑。
- 无论是否患有疾病，体育运动都能帮助大脑更好地工作，并降低发生痴呆和其他慢性健康问题的风险。
- 每周运动 75 分钟(每天约 10～15 分钟)对大脑和认知能力有一定的益处。
- 每周运动 150 分钟以上(每天 20～30 分钟)对大脑和认知能力更有益。
- 中等强度的运动(以最小到最大运动量为 0～10 级评分，评分为 5～6 级)似乎对大脑特别有益，但高强度的运动也会有所帮助。
- 在运动中加入社交元素(比如，和朋友或教练一起运动；在手机上安装一个健身应用程序，并添加可以提供支持和鼓励的好友)可能比单人运动更有益于大脑健康，并可能增加坚持运动的概率。

关键问题：实现运动目标的个人规划

我目前每天或每周的运动量：每天________分钟，或每周________分钟。

我参与的运动类型：________________________

我喜欢的运动地点：________________________

我喜欢的运动时间：________________________

和我一起运动的人：________________________

妨碍我多运动的因素或阻碍：____________________

其中最大的两个阻碍：

1. ________________________________

2. ________________________________

我用来克服这两大阻碍的策略：

____

____

本周采取的实现运动目标的小措施：

____

____

本月采取的实现运动目标的小措施：

____

____

未来 3 个月的运动目标：

____

____

未来 6 个月的运动目标：

____

____

我从本章中学到的能够帮助我多运动的知识：

____

____

多运动如何与我当前的价值观保持一致：

____

____

06

社交与大脑

保持联系以改善神经连接

Gene不善于交际，但他却努力使自己与别人保持联系。他每两周都会和几个朋友在一家咖啡馆聚会。交谈很愉快（往往比咖啡还好喝），他发现这是一个令人兴奋地开启新的一天的方式。多年来我会定期去看他，尽管在最初的评估中他有一些轻度认知问题，但随时间推移，他的记忆障碍并未加重。当我们试图理解人们出现或不出现认知变化的原因时，多种因素会在其中起作用，但在Gene的案例中，我有一种直觉，那就是优先考虑与朋友的社交活动有助于大脑健康。有趣的是，我在许多参与社交活动的人身上发现了同样的模式，科学研究似乎也证实了我与同事们观察到的。让我们来看看其中的一些细节。

科学背景

本章重点探讨社交活动与大脑和认知功能的关系这一相对较新的研究领域。回顾一下，社交活动是 CAPE 模型中“A”（活动参与）的其中一部分。那么，我们所说的社交活动指的是什么呢？从根本上讲，我们都有寻求社会交往的天性，大多数人经常以各种不同的方式与他人交往。社会交往包括在超市与邻居或朋友闲谈，在会议间隙与同事聊天，或在一天结束时与心爱的人相聚。还有在家里或餐馆聚餐、做志愿者工作、参加书友会或园艺俱乐部等社团活动、与同事一起出席会议，这些在生活中更为常见。

现在的社交方式比以往任何时候都要多：面对面交流、打电话、与家人或朋友视频聊天、发电子邮件、写短信或在某个社交软件上更新动态。在评估社交参与度的研究中，出于研究目的对互动进行量化的方式各不相同，但通常会询问参与者与他人每次互动超过 10 分钟的频率。因此，与店员的短暂交流不算数，但与朋友喝咖啡或打个稍长点的电话则算数。

我们知道，与我们关心或感兴趣的人交往在情感上是有益的，反之则会消耗情绪。此外，科学家们最近了解到，积极的社会交往对大脑确实有益。社交活动的频率、社交网络的规模以及社会支持感都会影响认知能力和脑健康。相反，社交孤立与消极的社会互动会对大脑造成损害。在本章中，我们将了解这些领域的研究结果，以及科学如何指导我们做出社交决策。

社交如何让我们保持健康？

也许我们都能体会到，与他人保持联系并得到支持的感觉很好。比如，我们与伴侣或配偶的关系、与老朋友或一群朋友的长期联系、积极的家庭关系，以及同事间的友情。从情感的角度来讲，这些积极的互动对我们当下的生活是有帮助的，它还能改善我们的整体健康状况，影响一生的基本生理机能[76]。多年来，我们早就知道，社会支持有助于我们调节压力，改善心血管健康。确实，感受到更多支持的人的血压更低[77]、内分泌功能更好、免疫系统也更强。

我们的社交网络规模与社会支持密切相关，它指的是有多少人与我们保持有意义的联系且经常见面。社交网络的规模也与健康有关[78]，朋友和熟人越多，往往意味着我们越健康、越长寿、抗病能力也越强。一般来说，当我们与他人建立丰富的联系时，我们的压力就会减少，能更好地应对压力，更容易沉浸在积极的情绪中。因此，社交有助于身体以更高的水平运作。相反，如果感觉自己与外界联系较少，

---

〔76〕 参见 Y.C. Yang et al.（2016），Social relationships and physiological determinants of longevity across the human life span，*Proceedings of the National Academy of Sciences USA*，*113*(3)，578-583.

〔77〕 参见 B. N. Uchino et al.（1996），The relationship between social support and physiological processes：A review with emphasis on underlying mechanisms and implications for health，*Psychological Bulletin*，*119*，488-531；又见 Y. C. Yang et al.（2016）.

〔78〕 参见 S. Cohen and D. Janicki-Devert（2009），Can we improve our physical health by altering our social networks? *Perspectives on Psychological Science*，*4*，375-378.

就会导致我们在面对压力时小题大做。而社会联系减少还会增加肥胖和心脏病等患病风险。

社会联系与大脑之间的关系还包括,例如,当我们与他人积极互动时,大脑的“快乐中心”就会像圣诞树一样亮起来(这是神经影像学界惯用的一个类比)。与此相反,负面的交往会刺激大脑中经历身体疼痛时活跃的脑区[79]。这表明,社交紧张和身体不适密切相关,尤其是在大脑如何加工这类体验方面。

社交活动对大脑有何帮助?

越来越多的证据表明,社交活动越丰富,大脑就越健康。增加社交活动与更好的执行功能、更快的思维速度以及某些记忆类型的改善有关。尽管已发表的研究大多是针对老年人的,但这些发现是贯穿人的一生的。当我们参与多种而非一种社交活动时,大脑尤为受益;每周与朋友喝咖啡固然不错,但加入远足俱乐部或社团组织则更好。那么,大脑需要多少社交活动才能得到提升?正如我们将看到的那样,即便你不是一名热情好客的社交高手,也能从中获益。

多项研究表明,积极参与社交活动可以改善健康状况,使大脑看起来更好、运作得更高效。还有证据表明,积极参加社交活动可以降低患痴呆的风险。最有说服力的一项研究对人们进行长期追踪,以了

---

〔79〕 参见 N. I. Eisenberger (2012), The pain of social disconnection: Examining the shared neural underpinnings of physical and social pain, *Nature Reviews Neuroscience*, *13*, 421-434.

解社交活动是否有益于大脑。社交参与度通常取决于人们与朋友、家人或同事相处的时间。最重要的是，我们与他人互动得越多，大脑和认知能力就越有可能保持良好的状态。

尽管目前尚不清楚为什么社交活动对大脑如此有益，但当你思考社交互动的细节时，大脑明显得到了充分的锻炼。你需要认真倾听并理解对方在说什么，解读肢体语言（面部表情和手势）以理解信息的语境和情感，思考这次对话可能与很久或最近的经历有何联系，想想怎么应对（或在多个选择中做决定），然后做出回应，所有这些都需要在很短的时间内完成。

我们还可以想到积极互动带来的情感益处：我们会感觉与外界的联系更紧密、压力更小、对环境的控制感更强。正如我们将在第 10 章中提到的，减轻各种形式的压力确实对大脑有帮助。通过社交活动改善情绪可能是我们与他人相处时大脑受益的主要原因之一。当我们心情愉快时，有害激素皮质醇在体内的循环就会减少，经常参加社交活动能让我们的免疫系统保持全面运转。此外，来自他人的情感支持会令当我们感到威胁时大脑激活的区域平静下来[80]，并令当我们感到安全时大脑激活的区域活跃起来。

即使我们不能进行运动、阅读或填字游戏等其他益智活动，更多的社交活动也有助于提高认知能力。研究通常着眼于多种类型的活

〔80〕 相关综述，参见 N. I. Eisenberger (2013), An empirical review of the neural underpinnings of receiving and giving social support: Implications for health, *Psychosomatic Medicine*, *75*, 545-556.

动，在分析一项活动的同时，也顾及（或控制）另一种活动。事实上，我们发现社交活动对大脑的积极作用远超运动等其他活动。

一项大型研究发现，在控制了体力和脑力活动的影响后，社交最活跃的人5年内的记忆、空间技能和加工速度的下降幅度最小[81]。研究发现，即使社交活动略有增加，认知能力的下降也会减少近50%。这项研究的有趣之处是考虑了性格类型：即使是性格内向的人，也能从更多的社交活动中获益。其他研究发现，即使我们的认知能力已经下降，社交活动仍可以提高执行功能[82]，包括工作记忆和思维灵活性。值得注意的是，有证据表明，多参加社交活动会让我们主观感觉记忆更好[83]，甚至与认知测试的客观成绩无关。

来看看与工作性质有关的社交活动。有些人需要全天候参与社交活动，有些人大部分时间都盯着电脑显示屏。虽然后者不一定会导致问题（定时站起来四处走动和社交通常有所帮助），但从事社交活动较多的人，晚年出现痴呆等认知问题的可能性较小[84]。有证据表明，当我们从事的工作更多地受社会限制或与世隔绝时，我们可以在工作

---

〔81〕 参见 B. D. James et al. (2011), Late-life social activity and cognitive decline in old age, *Journal of the International Neuropsychological Society*, *17*, 998-1005.

〔82〕 参见 C. M. deFrias and R. A. Dixon (2014), Lifestyle engagement affects cognitive status differences and trajectories on executive functions in older adults, *Archives of Clinical Neuropsychology*, *29*, 16-25.

〔83〕 参见 H. Litwin and K. J. Stoeckel (2016), Social network, activity participation, and cognition: A complex relationship, *Research on Aging*, *38*(1), 76-97.

〔84〕 参见 E. A. Boots et al. (2015), Occupational complexity and cognitive reserve in a middle-aged cohort at risk for Alzheimer's disease, *Archives of Clinical Neuropsychology*, *30*(7), 634-642.

之外进行更多的社交活动来弥补工作中社交的不足[85]。

这就引出了另一个话题：社交活动发生在办公室、家里、社区，或是线上，这重要吗？我们似乎更了解社交活动的多少对大脑的影响（以及我们即将讨论的社交网络的规模），而不是与他人互动的方式和地点。与电子邮件或短信相比，面对面社交可能对大脑更有益；电话和视频对脑健康（及促进积极情绪）有帮助，但可能不如家人的亲身陪伴。

与此相关的是一项涉及预防抑郁症的研究。在一项10 000多人参与的大型研究中，科学家评估了人们与朋友或家人面对面、电话或书信（包括电子邮件）联系的频率[86]。那些社交最活跃，即每周有三次或三次以上社交的人，患抑郁症的可能性最小。到目前为止，面对面交流是最好的方式（尤其是与朋友），与他人频繁地用电子邮件联系次之。电话联系的频率对情绪的影响似乎没有面对面交流那么大。

也许我们可以从这项研究中汲取一个经验，那就是当我们可以与他人，尤其是我们喜欢的人交流时，为了我们的心情，应优先考虑面对面交流，而不是打电话或写电子邮件。我们还可以将这个观点与脑健康联系起来。由于认知功能和情绪（包括情绪失调或障碍，尤其是抑

---

〔85〕 参见 R. Andel et al. (2014), The role of midlife occupational complexity and leisure activity in late life cognition, *Journals of Gerontology, Series B: Psychological Sciences and Social Sciences*, *70*, 314-321.

〔86〕 参见 A. R. Teo et al. (2015), Does mode of contact with different types of social relationships predict depression in older adults? Evidence from a nationally representative survey, *Journal of the American Geriatrics Society*, *63*, 2014-2022.

郁)之间存在着重要联系,我们可以得出这样的结论:面对面交流越多,我们的大脑就越健康。

社交网络与脑健康

社交网络的总体规模呢,会给大脑带来额外的益处吗?关于这方面的研究也很多。基本要点是,社交圈越大,大脑功能就越好。关于这方面的一些早期知识来自所谓的“修女研究”(nun study)[87],该研究对数百名修女进行了多年的研究(生前和死后),让我们得以了解有些人比其他人更容易衰老的原因。

正如我们前面提到的,这项研究最引人注目的一个发现与修女的大脑解剖外观有关。虽然她们中一些人的大脑看起来与痴呆患者的大脑非常相似,但在生活中,她们每天都能很好地工作。换句话说,她们所做的某些事情减少了痴呆相关的大脑变化对日常认知能力的影响。一种可能的情况是,其社交网络的广度(除了参与脑力和体力活动之外)能够防止她们陷入痴呆状态。正如我们所见,最近的研究结果也指向了这个推论。

研究人员在确定一个人的社交网络规模时,通常会询问他在过去一个月里与朋友或亲戚见面的次数。因此从某种程度上说,人们交往的人数标准是相当低的。我们中的许多人每天都会见到朋友或家人,

〔87〕 有关这项研究及其结果的详细说明,参见 D. Snowdon (2002), *Aging with Grace: What the Nun Study Teaches Us About Leading Longer, Healthier, and More Meaningful Lives*, New York, NY: Bantam Books.

希望你属于这一类，如果你不是，就应该和新同事或社区里的人建立联系，或与老朋友重修旧好。一些更有说服力的研究发现，你定期或不定期联系的人越多[88]，出现认知能力衰退的可能性就越小，寿命也越长[89]。

拉什阿尔茨海默病中心(Rush Alzheimer's Disease Center)对一些人进行了大约5年的研究[90]，试图了解较大的社交网络是否与较少的认知问题有关。科学家们发现，与只有一个主要社会关系的人相比，有很多社会关系的人出现认知能力下降的可能性要低近40%。在控制了婚姻状况、受教育水平、年收入、体力和脑力活动等其他可能影响社交关系的因素后，这一发现以及与社交活动频率相关的结果没有变化。其他研究表明，那些很少或没有持续社交的人患痴呆的风险很高[91]，而社交网络中每增加一个人——只要这些关系令人满意和具有支持性，随着年龄的增长，就会进一步降低认知障碍的患病风险。

继"修女研究"后，一些科学研究更直接地将社交网络规模与大脑

---

〔88〕 一个例子请参见 R. E. Holtzman et al. (2004), Social network characteristics and cognition in middle-aged and older adults, *Journals of Gerontology, Series B: Psychological Sciences and Social Sciences*, *59B*(6), P278-P284.

〔89〕 参见 J. Holt-Lunstad et al. (2010), Social relationships and mortality risk: A meta-analytic review, *PLOS Medicine*, *7*(7), e1000316, doi: 10.1371/journal.pmed.1000316.

〔90〕 参见 L. L. Barnes et al. (2004), Social resources and cognitive decline in a population of older African Americans and whites, *Neurology*, *63*, 2322-2326.

〔91〕 参见 L. Fratiglioni et al. (2000), Influence of social network on occurrence of dementia: A community-based longitudinal study, *Lancet*, *355*, 1315-1319.

变化对认知能力的影响联系起来。一项有趣的研究试图确定社交网络是否能减缓大脑病理性变化的影响[92]。研究者开始是对身体健康的老年人进行研究，并通过访谈确定这些老年人的社交网络规模。他们还通过神经心理学测试评估了参与者的工作记忆和情景记忆等认知技能，并对参与者的认知水平进行追踪，直到他们去世。随后，研究人员检查了参与者的大脑，他们之前已同意捐献大脑用于研究。可以说，这是一种崇高的奉献。

这项研究的主要结果具有突破性意义：参与者生前的社交网络越大，脑部疾病对其认知能力的影响就越小。换句话说，即使解剖的大脑看似来自阿尔茨海默病患者，但这些人生前并没有表现出阿尔茨海默病患者通常会出现的认知障碍。此外，这种模式在多种类型的记忆及整体认知能力上也有体现。这些研究有力地阐明了我们的社交选择对大脑运作方式的重要性，即使是对神经系统变性疾病也不例外。

还要指出的是，社交网络规模并不代表一切：社会交往的质量同样有意义。一些研究发现，如果一个人对社交网络中的其他人越满意[93]，其患痴呆的可能性就越小。正如我们稍后将要讨论的，经常进行负面的甚至是令人极不愉快的互动会对脑健康产生重大影响。

---

〔92〕 参见 D. A. Bennett et al. (2006), The effect of social networks on the relation between Alzheimer's disease pathology and level of cognitive function in old people: A longitudinal cohort study, *Lancet Neurology*, *5*(5), 406-412.

〔93〕 参见 H. Amieva et al. (2010), What aspects of social network are protective for dementia? Not the quantity but the quality of social interactions is protective up to 15 years later, *Psychosomatic Medicine*, *72*, 905-911.

社会支持与脑健康

Diane 被诊断为多发性硬化，来找我做神经心理学基础评估。她在身体和认知方面的多发性硬化症状相对较轻，大部分时间都相当活跃。她最优先考虑的一件事情就是尽可能多地与朋友和家人见面。她的社交活动相当丰富，有时每天要拜访或接待两三个不同的人。她笑着对我说："我的社交生活很棒，但几乎让我精疲力尽！不过，说真的，我感到很幸运，因为我有一群好朋友，他们很喜欢和我在一起，而且我知道，如果情况变糟了，我可以依靠他们。"在诊所里，我观察到 4 年间，她的认知测试成绩一直很稳定。她在认知加工速度方面遇到一些小困难，这在多发性硬化患者中很常见，但随着时间推移，病情加重的程度微乎其微。科学研究表明，像 Diane 这样多年来拥有强健的大脑功能的人，至少部分原因是他们感受到了与他人的联系和支持。

除了社交时长或社交网络规模之外，我们从社交对象那里感知到的支持感也很重要。当我们得到他人支持时，会因知道有人可以依靠而感到欣慰，也就是说，我们在现实中不再感到孤独。因此，拥有一个能提供安全感的社交网络有明显的情绪益处。那么，社会支持对我们的大脑有什么作用呢？来自他人的支持是否会影响我们的认知能力和脑健康？幸运的是，正如我在 Diane 身上看到的那样，科学研究清楚地表明，我们感受到的支持越多，大脑功能似乎就越好。

该领域的一项早期研究着眼于社会支持对老年人认知衰退的影响[94]。一开始,研究人员询问参与者其社交生活如何,包括从社交圈中感受到的支持程度。还对多种思维能力进行了评估,并将其纳入总体认知能力得分。7年后,研究人员重新评估了参与者的认知能力。

确定人们的大脑功能是否比之前的测试有所提高的最关键因素是社会支持。在多项认知测试中,感受到更多他人支持的人表现得更好;而那些感觉自己在很大程度上孤立无援的人则表现出较差的脑健康状况。重要的是,与体育运动、身体素质、心理状态和年收入等其他因素相比,这些发现甚至更有意义。换句话说,对脑健康来说,感受到他人关心的重要性可能远超许多其他影响生活的因素。

最近,早期研究中的一些细节得到了进一步证实,特别是关于哪些认知技能可以从更多的社会支持中受益。一些研究发现,更多的社会支持与更好的整体认知能力有关[95],同时对执行功能(包括工作记忆和任务转换)、加工速度和空间能力也有特定的益处。一些研究发

---

〔94〕 参见 T. E. Seeman et al. (2001), Social relationships, social support, and patterns of cognitive aging in healthy, high-functioning older adults: MacArthur studies of successful aging, *Health Psychology*, *20*, 243-255.

〔95〕 多项研究已阐明了这些关系。参见 K. R. Krueger et al. (2009), Social engagement and cognitive function in old age, *Experimental Aging Research*, *35*, 45-60; 又见 T. E. Seeman et al. (2011), Histories of social engagement and adult cognition: Midlife in the U. S. study, *Journals of Gerontology*, *Series B*: *Psychological Sciences and Social Sciences*, *66B*, i141-i152; L. B. Zahodne et al. (2014), Which psychosocial factors best predict cognitive performance in older adults? *Journal of the International Neuropsychological Society*, *20*, 487-495; 以及 M. L. Zuelsdorff et al. (2013), Stressful events, social support, and cognitive function in middle-aged adults with a family history of Alzheimer's disease, *Journal of Aging Health*, *25*, 944-959.

现，获得他人支持的感觉[96]与注意集中程度有关，缺乏支持感久而久之会对言语记忆产生负面影响。有证据表明，我们感知到收获的社会支持多于给予他人的支持与降低 50%痴呆患病风险有关[97]。

社会支持的一个特定表现是去教堂的频率。一项大型研究对 3000 多名墨西哥裔美国人进行了为期约 7 年的追踪调查[98]，结果发现，那些每个月至少去一次教堂的人的认知功能明显优于不经常去教堂的人。性别、年龄和特定宗教信仰等因素并未明显改变研究结果。在非洲裔美国人和白种人中也有类似发现。信仰有多种表现形式，无论是什么，在其中感受到的社会凝聚力似乎对大脑有很多好处。

有些人喜欢在社区做志愿者，这是一种高尚的社会援助行为并且会给所有参与其中的人带来回报。也许是每周在当地的社区服务中心或救助站工作几个小时，或是去图书馆对各类图书进行分类和归档。对志愿者来说，除了服务本身带来的愉悦感外（更不用说给服务对象和整个社区带来的好处），还有一个鲜为人知的好处。简而言之，志愿服务有助于大脑更好地运转[99]，即使对于有认知问题的人也不

〔96〕 参见 T. F. Hughes (2008), The association between social resources and cognitive change in older adults: Evidence from the Charlotte County Healthy Aging Study, *Journal of Gerontology: Psychological Sciences*, *63B*(4), P241-P244.

〔97〕 参见 H. Amieva et al. (2010).

〔98〕 参见 T. D. Hill et al. (2006), Religious attendance and cognitive functioning among older Mexican Americans, *Journals of Gerontology, Series B: Psychological Sciences and Social Sciences*, *61*(1), P3-P9.

〔99〕 参见 S. Park et al. (2017), Life course trajectories of later-life cognitive functions: Does social engagement in old age matter? *International Journal of Environmental Research and Public Health*, *14*(4), 393, doi:10.3390/ijerph14040393.

例外。

将社交研究从实验室带入现实世界是特别有说服力的。一个很好的例子是,一项研究考察了参与小学生志愿者项目是否会影响志愿者自身的认知能力[100]。在整个学年中,志愿者每周用15个小时帮助小学生学习阅读技巧、完成图书馆和课堂活动。期末,与对照组没有参加志愿者活动的人相比,参与研究的志愿者在记忆和执行功能(如组织能力和思维灵活性)方面表现得更好。研究人员还发现,在研究开始时有认知问题的人,认知能力也有明显提升。直觉告诉我们,在学校担任志愿者,能培养并提升组织能力和思维灵活性等重要能力;这项研究证实了这一点。

在研究大脑相关变化的类似研究中(使用结构性和功能性神经成像技术),参与志愿者工作会使大脑额叶某些区域更活跃,总体脑容量更大。此外,志愿服务的时间越长,大脑变化就越明显。这一发现对于在认知问题上存在高风险的志愿者来说尤其明显。这些引人入胜的研究给我们的启示是,参与志愿者活动不仅能帮助那些获得援助的人,提供服务的人的大脑也会更健康。

---

[100] 参见 M. C. Carlson et al. (2008), Exploring the effects of an "everyday" activity program on executive function and memory in older adults: Experience Corps, *Gerontologist*, *48*(6), 793-801; 又见 M. C. Carlson et al. (2009), Evidence for neurocognitive plasticity in at-risk older adults: The Experience Corps program, *Journals of Gerontology, Series A: Biological Sciences and Medical Sciences*, *64*, 1275-1282; M. C. Carlson et al. (2015), Impact of the Baltimore Experience Corps Trial on cortical and hippocampal volumes, *Alzheimer's & Dementia*, *11*, 1340-1348.

社交难题与脑健康

我们时不时会经历一些具有挑战性的互动，有些人遇到的更多。我们都希望好的或中性的互动多于坏的。重要的是要分别考虑这些不同类型的互动，因为即使我们与一些人有丰富的交流，负面的社交遭遇也会从根本上抹杀正面的社交经历给认知和健康带来的益处。有两类社交难题尤其令人头疼：社交冲突和社会孤立。

与他人产生矛盾或冲突是生活中不可避免的一部分。冲突可以是一次性事件，比如与一个尖酸刻薄的咖啡店员工的负面互动；也可以是长期的，比如婚姻关系紧张、与老板或同事关系紧张。当然，冲突和积极互动也会经常发生在同一人身上。比如，午餐时与朋友愉快的聊天可能会因支付账单的话题而变味。不言而喻，与亲近的人关系紧张，比与不熟悉的人发生冲突对我们的打击更大。不幸的是，负面的交往通常比正面的互动更有力、更持久。比起那些振奋精神的经历，我们更容易对令人烦恼的遭遇念念不忘。

这与大脑有什么关系呢？皮质醇（cortisol）是一种与压力和疾病相关的激素，经常发生消极互动的人调节皮质醇的能力较弱[101]。皮质醇也会损害大脑，尤其是当它长时间在体内循环时（我们将在第 10 章详细讨论）。与此相关的是，一些研究发现，社交矛盾会影响压力水

---

[101] 参见 K. S. Rook (2015), Social networks in later life: Weighing positive and negative effects on health and well-being, *Current Directions in Psychological Science*, *24*(1), 45-51.

平；社交挑战会对大脑的运作方式产生负面影响。

一项研究对中年人进行了为期10年的追踪调查[102]。研究人员发现，与人际关系积极的人相比，人际关系消极的人在执行功能方面（尤其是问题解决和言语流畅性）衰退得更快。换句话说，人际关系最差的人出现了"加速衰老"，尤其是在一些执行功能方面。奇怪的是，记忆并没有真正受到负面社交的影响，这表明冲突只会优先削弱某些认知能力。

另一个社交难题是感到被孤立。与他人分离有时是难免的，比如出差、生病或养儿育女期间，但长期与世隔绝会对健康产生广泛的影响。例如，研究发现社会孤立对免疫系统和血压的负面影响[103]会贯穿一生。信不信由你，社会孤立对健康的影响与肥胖和吸烟并无二致，会导致包括慢性病、糖尿病和高胆固醇等在内的一系列问题[104]。更令人担忧的是：与社交较多的老年人相比，社会孤立的老年人过早死亡的可能性要大得多[105]。

孤独感也会影响脑健康。在过去的十多年间，人们发现，即使控制了其他社会和健康因素，那些感到孤独的人的认知能力衰退速度比

---

[102] 参见 J. Liao et al.（2014），Negative aspects of close relationships as risk factors for cognitive aging，*American Journal of Epidemiology*，*180*，1118-1125.

[103] 参见 Y. C. Yang et al.（2016）.

[104] 参见 A. Richard et al.（2017），Loneliness is adversely associated with physical and mental health and lifestyle factors：Results from a Swiss national survey，*PLOS ONE*，*12*(7)，e0181442.

[105] 参见 P. M. Eng et al.（2002），Social ties and change in social ties in relation to subsequent total and cause-specific mortality and coronary heart disease incidence in men，*American Journal of Epidemiology*，*155*(8)，700-709.

其他人更快[106]。事实上，研究发现，孤独者认知能力下降的速度比那些没有孤独感的人快20%。抑郁和孤独会同时出现，但孤独本身对脑健康的影响远远超过我们的情绪状态。与此相关的是，社交网络有限的人出现认知障碍或全面性痴呆的风险明显增加[107]，一项研究表明，社会孤立者认知能力改变的风险要高出60%。

这些发现具有警示意义，不仅提醒我们保持社交的重要性，也提醒我们要减少社交难题。知识就是力量，希望以上讨论能够阐明积极和消极的互动对脑健康的影响。

基本要点

社会交往与脑健康的重要结论主要有以下几点：

- 频繁的社交活动（包括与朋友、家人或同事）有利于情绪和认知健康。
- 与短暂的接触相比，10分钟以上的社交互动对大脑的影响更大；这种持续时间更长的社交"剂量"对大脑更有益。

---

[106] 参见 N. J. Donovan et al. (2017), Loneliness, depression and cognitive function in older U. S. adults, *International Journal of Geriatric Psychiatry*, *32*(5), 564-573; 又见 R. S. Wilson et al. (2007), Loneliness and risk of Alzheimer disease, *Archives of General Psychiatry*, *64*, 234-240.

[107] 参见 L. Fratiglioni et al. (2000); 又见 S. S. Bassuk et al. (1999), Social disengagement and incident cognitive decline in community-dwelling elderly persons, *Annals of Internal Medicine*, *31*(3), 165-173.

- 拥有较大的社交网络能充实大脑，降低痴呆的患病风险。
- 如果在工作中与人交流不多，那就确保与家人或朋友有足够的时间交流。
- 在生活中感受到他人的支持，对情绪和大脑都有重要的益处。
- 如果身体原因而不能经常运动，坚持社交活动可以弥补运动时间的不足，尤其是对于脑健康而言。
- 社会孤立和孤独对整体健康有害，特别是脑健康。
- 如果可能的话，尽量回避那些容易让你陷入负面情绪的人。
- 在社区做志愿者，既能服务社会，也能给自身带来益处，包括更好的执行功能和记忆力，以及更大的脑容量。

关键问题：增加社交活动的个人规划

我可以依靠的并能与之谈论棘手的问题的人的数量（包括家人和朋友）：______________________________

这些人有：______________________________

我参与的社交活动类型：______________________________

____

____

我喜欢的社交场所：________________________________

____

____

妨碍我更多参与社交活动的因素：____________________

____

____

其中，位于前两位的是：

1. ____

____

2. ____

____

克服社交阻碍的策略有：

1. ____

____

2. ____

____

本周采取的社交小措施：

____

____

本月采取的社交小措施：

____

____

未来 3 个月的社交目标：

____

____

未来 6 个月的社交目标：

____

____

从本章中学到的可以帮助我更积极地参与社交活动的知识：

____

____

更积极地参与社交活动如何与我当前的价值观保持一致：

____

____

07

健脑的好处

脑力活动和业余爱好

多年来，我注意到一些脑力活动更活跃的病人的认知能力衰退速度更慢。虽然他们可能会觉得自己不如以前那么敏锐，但对阅读、演奏乐器或业余爱好的持续兴趣似乎能让他们保持稳定的脑健康水平。研究基本支持这些来自临床的观察和大众的看法。本章将探讨脑力活动背后的科学知识及其在促进脑健康方面的价值。第 5 章和第 6 章讨论了体育活动和社交活动，本章是 CAPE 模型中"A"(活动参与)的最后一部分。

保持脑力刺激的重要性也许是活动参与促进脑健康这一观点最直观的体现。那些经常看书、读报、玩填字游戏和做复杂项目的人，大脑一定很活跃，这似乎是在情理之中。现在有相当多的研究支持这一观点，我们将详细讨论相关细节。

科学背景

首先，哪些活动和爱好是刺激脑力的呢？囊括所有活动是很困难的，在研究中一些常见的活动包括：

- 阅读报纸、杂志或书籍；
- 玩填字游戏、数独游戏或拼读游戏；
- 学习或演奏乐器；
- 绘画、摄影或做手工等艺术活动；
- 参加成人继续教育课程；
- 参观博物馆；
- 去从未去过的地方旅游。

有关大脑和脑力活动的重要格言之一是：愿意再次成为新手。不要因为尝试新事物而被吓倒，而是要接受挑战，挑战不熟悉或有难度的爱好。大脑喜欢以这种方式激发潜能。而且，脑力交叉训练也是一个好方法。如果你是位阅读爱好者，那很好。你已经在帮助自己的大脑保持其完整性，甚至可能已经生长出新的神经元。如果可以加入填字游戏、定期参观博物馆或不时参加社区课程等活动，那就更好了。

在继续讨论之前，我们应该回到一个概念——认知储备，这个概念在一定程度上被用来解释为什么有些人晚年生活得很好，而有些人则会出现轻度的认知障碍或痴呆。正如你所知，认知储备指的是某些对大脑衰老有一定的保护作用的生活经历。认知储备最常被提及的方面是一个人受教育的程度。多项研究表明，受教育程度较高的人出现痴呆等问题的可能性较小；即使患痴呆，认知能力衰退也往往晚于其他人。我们可以把这种类型的认知储备称为被动储备，即使我们没有进一步努力，早年的生活经历也会在多年后继续产生间接影响。

虽然这对那些读过高中、有大学及以上高学历的人是令人鼓舞的，但它并没有考虑终其一生的脑力锻炼，即所谓的主动认知储备。也就是说，随着岁月的流逝，通过参与高智力需求的活动（终归是有回报的）来持续构建大脑。重要的是，我们发现，早期受教育程度较低的人[108]也可以通过保持脑力锻炼来增加主动认知储备。当然，有些人既有主动储备，也有被动储备。正如我喜欢对参加社区脑健康课程的学生说的那样，他们多数是老年人，我们可以在六十多岁、七十多岁甚至更老的时候继续主动储备。幸运的是，研究发现被动和主动储备都能促进认知健康，并可延缓或预防痴呆。

一项很有意义的早期研究对 1700 多名认知健康的人进行了长期

---

〔108〕 参见 M. E. Lachman et al.（2010），Frequent cognitive activity compensates for education differences in episodic memory，*American Journal of Geriatric Psychiatry*，18（1），4-10.

追踪[109]，以了解脑力活动是否会降低认知障碍的患病概率。研究后期，这些人中约有200人罹患痴呆。然而，那些在日常生活中脑力最活跃的人出现严重认知问题的概率要小得多，即使控制了心脏病或抑郁症等其他因素，也要比其他人低38%。另一个有趣的发现是，脑力活动（如阅读、打牌、玩游戏和上课）比体力活动或社交活动更能预防痴呆。其他活动也很重要，但脑力活动对降低痴呆的患病风险作用最大。

作为经典的"修女研究"的延伸，其他开创性的研究[110]发现那些有阅读或填字游戏等业余爱好的人患阿尔茨海默病的风险降低了约28%。更好的是，和缺乏脑力活动的人相比，那些最活跃的人免遭这种毁灭性疾病困扰的可能性几乎是他们的两倍。该领域许多研究的综述和元分析[111]结论表明，参与开发大脑的活动与记忆、加工速度和执行功能的提高有关。一般来说，兴趣爱好与更好的整体健康水平有关[112]，包括降低血压、减轻抑郁和焦虑、提高应对压力事件的能力和降低皮质醇水平。

---

[109] 参见 N. Scarmeas et al.（2001），Influence of leisure activity on the incidence of Alzheimer's disease，*Neurology*，*57*，2236-2242.

[110] 参见 R. S. Wilson et al.（2002），Participation in cognitively stimulating activities and risk of incident Alzheimer disease，*JAMA*，*287*(6)，742-748.

[111] 参见 L. A. Yates et al.（2016），Cognitive leisure activities and future risk of cognitive impairment and dementia：Systematic review and meta-analysis，*International Psychogeriatrics*，*28*(11)，1791-1806.

[112] 参见 S. D. Pressman et al.（2009），Association of enjoyable leisure activities with psychological and physical well-being，*Psychosomatic Medicine*，*71*(7)，725-732.

此外，要记住：较少的脑力活动与颞叶内侧的萎缩有关[113]，颞叶内侧是一些重要记忆能力的所在地。几乎所有脑力活动都会对大脑产生积极的影响，接下来我们将深入了解这一点。

重要的特定脑力活动

大多数关于脑力活动对脑健康的影响（包括降低痴呆的患病风险）的研究都是对多种活动的综合研究。不过，有些研究要么单独研究了特定的活动，要么让我们推断出在众多活动中哪些活动最重要。例如，研究发现，阅读书籍、报纸或杂志对降低痴呆的患病风险尤为重要[114]。经常阅读对大脑的保护作用甚至可能超过一个人的受教育年限[115]。鉴于教育通常被认为是一个人认知储备最重要的组成部分，这一发现尤为重要。虽然有些人无法如愿以偿地完成正规教育，但阅读是一种人人都能接受的主动建立认知储备的便捷方式。其他研究发现，阅读可以降低患轻度认知障碍的风险[116]，提高我们采择他人观

---

[113] 参见 D. Yoshida et al.（2012），The relationship between atrophy of the medial temporal area and daily activities in older adults with mild cognitive impairment，*Aging Clinical and Experimental Research*，*24*（5），423-429.

[114] 参见 N. Scarmeas et al.（2001）.

[115] 参见 M. A. Lopes et al.（2012），High prevalence of dementia in a community-based survey of older people from Brazil：Association with intellectual activity rather than education，*Journal of Alzheimer's Disease*，*32*（2），307-316；又见 M. E. Lachman et al.（2010）.

[116] 参见 Y. E. Geda et al.（2011），Engaging in cognitive activities，aging and mild cognitive impairment：A population-based study，*Journal of Neuropsychiatry and Clinical Neurosciences*，*23*（2），149-154.

点的能力[117](尤其是阅读小说时)。可以这么说,任何形式的阅读都是有益脑健康的活动。

在我的诊所里,在与患者讨论了神经心理学评估结果之后,他们经常会问填字游戏对脑健康是否有意义。多年来,我一直没有给出一个很好的答案。现在,我可以提及一项具体的研究,该研究支持了成为填字游戏高手对大脑的强大影响[118]。

这项研究对大约500名老年人进行了长期追踪调查,最初他们在认知能力方面都没有问题。其中101人最终得了阿尔茨海默病或其他形式的痴呆。研究者发现了填字游戏爱好者的一些有趣之处:与不玩游戏的人相比,每周玩一次填字游戏的人记忆减退的时间推迟了两年半。如果能将这些发现推广到日常生活中,那就意味着老年人每周玩一次填字游戏可能有助于预防痴呆。这是一项能真正改善脑健康的脑力活动。

也许你喜欢玩纸牌、跳棋[119],或者拼图?一些研究把这些活动(包括填字游戏)归为"玩游戏"。然后,研究人员试图确定玩游戏是否

---

[117] 研究虚构和非虚构文学对心理理论(从不同角度看待他人的能力)的影响,参见D. C. Kidd and E. Castano (2013), Reading literary fiction improves theory of mind, *Science*, *342*(6156), 377-380.

[118] 参见J. A. Pillai et al. (2011), Association of crossword puzzle participation with memory decline in persons who develop dementia, *Journal of the International Neuropsychological Society*, *17*, 1006-1013;又见T. Hughes et al. (2010), Engagement in reading and hobbies and risk of incident dementia: The MoVIES Project, *American Journal of Alzheimer's Disease and Other Dementias*, *25*(5), 432-438.

[119] 参见E. Jonaitis et al. (2013), Cognitive activities and cognitive performance in middle-aged adults at risk for Alzheimer's disease, *Psychology and Aging*, *28*(4), 1004-1014.

会对大脑产生有意义的影响。幸运的是，他们做到了。经常玩游戏的人的工作记忆、语言学习和记忆、加工速度、思维灵活性和空间能力会更好。这是一个相当不错的发现！更令人感兴趣的是，在促进某些认知能力方面，玩游戏比工作的复杂性更重要。我们将在后文讨论与工作有关的脑力需求的积极影响，但目前的研究结论足以说明，打牌或跳棋等休闲活动对大脑的重要性可能比以前我们所认为的更大。

另一项研究调查了常见的休闲活动，如阅读[120]、玩棋类游戏和跳舞。研究人员对一组老年人进行了长达 5 年的追踪调查，以确定这些爱好是否对痴呆的发生有保护作用。结果确实如此。尤其是经常参与脑力活动的人患痴呆的风险比脑力活动较少的人低 63%。这项研究的另一个令人信服的发现是，脑力活动每增加一天，比如每周多读一天书或玩一天棋类游戏，认知障碍患病风险就会降低 7%。假设你每周进行两次夜读。那么，根据这项研究，每周多读一到两个晚上的书就可以将痴呆患病风险额外降低 7%～14%。这个作用是很强大的，尤其是考虑到你会做一些自己喜欢的事情，只是稍微频繁一点。

如果你碰巧会演奏乐器或喜欢演奏乐器，大脑会告诉你：它很喜欢这样的刺激。多项经同行评议的研究发现，音乐创作所带来的挑战和乐趣也与一些认知能力的提高有关。弹钢琴、弹吉他、弹贝斯、吹单簧管或演奏其他乐器的人都可以证明，学习一首新曲子需要花费大量的脑力。

---

〔120〕 参见 J. Verghese et al.（2003），Leisure activities and the risk of dementia in the elderly，*New England Journal of Medicine*，*348*(25)，2508-2516.

南加利福尼亚大学的科学家们对双胞胎进行了研究[121]，以确定演奏乐器是否会降低患痴呆的可能性。这类研究特别有趣，因为双胞胎拥有相同或相似的基因，对于那些一起长大的双胞胎来说，他们的成长经历也类似。相应地，我们可以更精确地观察到某些特定因素可能有助于双胞胎中一方的脑健康，而损害或降低另一方的脑健康。

这项研究考察了在演奏乐器方面不一致的双胞胎；也就是说，双胞胎中的一个会演奏乐器，另一个则不会。研究人员发现了一些惊人的现象：双胞胎中会演奏乐器的一方比不会演奏的一方患痴呆的可能性小 64%，即使控制了这对双胞胎的受教育程度和运动量，结果也是如此。其他研究发现，一个人一生中参与音乐活动越多[122]，在衰老过程中的执行功能、记忆和其他能力就越好。基本要点似乎是创作音乐，无论是何种水平的创作，在未来几年都会对大脑有保护作用。

其他活动也与增强脑健康有关。例如摄影或做手工，有证据表明，参与这类活动对认知能力有积极的影响。一项研究对人们进行了摄影技术、缝纫或两者兼有的培训[123]，强度相当大。参与者被要求连

---

[121] 参见 M. A. Balbag et al.（2014），Playing a musical instrument as a protective factor against dementia and cognitive impairment：A population-based twin study，*International Journal of Alzheimer's Disease*，*2014*（8 suppl 4），article ID 836748，doi:10.1155/2014/836748.

[122] 参见 B. Hanna-Pladdy and A. McKay（2011），The relation between instrumental musical activity and cognitive aging，*Neuropsychology*，*25*（3），378-386；又见 J. A. Bugos（2007），Individualized piano instruction enhances executive functioning and working memory in older adults，*Aging & Mental Health*，*11*（4），464-471.

[123] 参见 D. C. Park et al.（2014），The impact of sustained engagement on cognitive function in older adults：The Synapse Project，*Psychological Science*，*25*（1），103-112；又见 Y. E. Geda et al.（2011）.

续 3 个月每周花 15 个小时在他们的新爱好上，真的很投入。研究结束时，接受过摄影培训的人的记忆明显好于基准线。缝纫新手的记忆得到了同样的提高，同时参与这两种培训的人的记忆也有所提高。考虑到学习新技能的过程，这些研究参与者能记住他们所学的东西是在情理之中的，但更令人印象深刻的是他们的总体记忆也得到了提高。

活动的多样性和新颖性

我们一直在讨论特定活动的价值，那么脑力交叉训练呢？培养可开发大脑的多种爱好是否有积极的意义？约翰斯·霍普金斯大学的一项研究试图解答这些问题。他们询问了多位老年女性参与活动的情况，包括这些活动对认知能力的要求。结果是，填字游戏或阅读被认为是对大脑最好的锻炼，而看电视则不然。

无论活动强度如何，活动的种类越多，这些女性获得的益处就越大[124]。真正重要的是多样性，这比活动的频率或强度更重要。就连该研究文章的副标题也强调了这一点，即“多样性是生活的调味品”。如果你正在考虑做一些新的脑力活动，请记住这个统计数据：每增加一项脑力活动，出现记忆问题和整体认知障碍的风险就会降低 8%～11%。顺便提一下，这些研究人员在运动方面也发现了类似的情

---

[124] 参见 M. C. Carlson et al.（2012），Lifestyle activities and memory：Variety may be the spice of life. The Women's Health and Aging Study Ⅱ，*Journal of the International Neuropsychological Society*，*18*，286-294.

况[125]:多样化的体育活动能预防痴呆。尤其是对有脑力和体力需求的兴趣爱好而言,将两者结合起来似乎对大脑更重要。

考虑脑力活动多样性问题的另一种方法是评估寻求新奇的程度。换句话说,我们尝试发展新技能、学习新知识或培养新爱好是否重要?如前所述,似乎有证据表明,新奇感确实对大脑有益。我们还知道,新奇感是额叶的专长,因此,让额叶皮质忙于新鲜的活动似乎是一个值得追求的目标。

一项研究发现,随着时间的推移,经常寻求新奇感和参与脑力激发活动的人[126]患痴呆的风险要低得多。其他研究发现,从青年到中年,减少花在智力爱好上的时间会增加罹患阿尔茨海默病的风险[127]。幸运的是,反之亦然:随着年龄增长,脑力活动日益活跃的人患痴呆的风险会降低。

正如我们所预料的那样,那些既参与各种脑力活动,又参与包括运动和社交在内的丰富活动的人通常更健康。这与我们在第 5 章讨论的有关脑健康的剂量-反应关系有关:活动时间的增加往往会使大脑功能得到改善。研究发现,虽然参加一种活动有益,但增加两种或

---

[125] 参见 L. J. Podewils et al. (2005), Physical activity, APOE genotype, and dementia risk: Findings from the Cardiovascular Health Cognition Study, *American Journal of Epidemiology*, *161*(7), 639-651.

[126] 参见 T. Fritsch et al. (2005), Participation in novelty-seeking leisure activities and Alzheimer's disease, *Journal of Geriatric Psychiatry & Neurology*, *18*, 134-141.

[127] 参见 R. P. Friedland et al. (2001), Patients with Alzheimer's disease have reduced activities in midlife compared with healthy control-group members, *Proceedings of the National Academy of Sciences USA*, *98*(6), 3440-3445.

更多活动[128]会显著降低患痴呆的风险。

至于应该花多少时间在激发脑力的爱好上，有证据表明，每天至少一个小时[129]能有效降低日后出现认知问题的风险。一项针对老年人的研究评估了人们阅读书籍或报纸、玩棋盘游戏和填字游戏、弹奏乐器或制作手工艺品的时间。与每天参与这些休闲活动少于 30 分钟的人相比，至少参与一小时的人患痴呆的风险要低得多。与我们讨论过的其他研究一样，有多种业余爱好同样对痴呆有预防作用。

从现在开始——中年健脑的重要性

我想提一下本书前面提到的一个观点：中年活动对晚年的认知状况起着至关重要的作用。就像四五十岁时的体育运动和社交活动一样，中年时进行脑力激发活动可以减少患轻度认知障碍或痴呆的概率。如果你正在读这本书，而且年龄大约在 40～60 岁，那么对你而言，保持脑力激发是正确的做法。你可能会凭直觉意识到这一点，科学发现支持了你的这一直觉。

如果你已经四十多岁，有一项研究可能会激励你让你现在就开始行动[130]。这项研究评估了一对男性双胞胎中年时期的脑力活动，其中一位后来患了痴呆，另一位认知能力依然健康。研究者对这对双胞

[128] 参见 A. Karp et al. (2006), Mental, physical and social components in leisure activities equally contribute to decrease dementia risk, *Dementia and Geriatric Cognitive Disorders*, *21*, 65-73.

[129] 参见 T. Hughes et al. (2010).

[130] 参见 M. C. Carlson et al. (2008), Midlife activity predicts risk of dementia in older male twin pairs, *Alzheimer's & Dementia*, *4*, 324-331.

胎进行了长期追踪，约 30 年后发现患痴呆者在中年时期的认知活跃度要低得多。奇怪的是，中年时期最能预防痴呆的活动似乎是外出看电影、参加戏剧节或观看现场音乐会。我猜想这些活动对社交和智力因素尤其有帮助。因此，如果你有机会看电影或听音乐会，还需要一些正当理由，只需记住，这样做可能会以某种方式帮助大脑，并会在多年后得到回报。

如果你已经五十多岁，情况似乎差不多。一项大型研究对年过五旬的人进行了长达 20 年的追踪调查[131]。研究开始时，研究人员对参与者进行了访谈，问及各种生活方式。目的是弄清哪些类型的活动（包括脑力活动）与多年后的注意和记忆等能力有关。研究结果表明，经常进行脑力活动（阅读书籍、演奏乐器和其他业余爱好）的中年人几十年后的认知能力更强。

对于普通职工来说，中年时期需要考虑的一个方面是工作的激发性。考虑到我们的工作时间，从大脑的角度来看，一个人在工作中的所作所为应该是很重要的，对吧？科学研究证实了这一观点。几年前的一项研究从三个方面探究了一个人工作的复杂性：数据、人和事[132]。研究人员发现，更复杂的工作可以防止整个大脑的萎缩，特别是对记忆至关重要的海马的萎缩。不过，特别令人感兴趣的是，研究

---

[131] 参见 I. Kareholt et al. (2011), Baseline leisure activity and cognition more than two decades later, *International Journal of Geriatric Psychiatry*, *26*, 65-74.

[132] 参见 E. Boots et al. (2015), Occupational complexity and cognitive reserve in a middle-aged cohort at risk for Alzheimer's disease, *Archives of Clinical Neuropsychology*, *30*, 634-642.

发现与人有关的复杂性，也就是管理岗位的工作经历，最能防止令人担忧的大脑变化。

另一方面，如果你从事的工作并不能真正激发你的脑力，从认知的角度来看，你还是有希望的。一些研究发现，在某种意义上，人们可以通过在业余时间找点事做来弥补认知上枯燥乏味的工作〔133〕。例如，阅读、兴趣爱好、看电影或话剧与未来更好的大脑能力息息相关，而与现有或以往工作的复杂程度无关。顺便一提，我们讨论过的一些促进大脑发育的脑力活动还涉及社交——真是一举两得。

健脑游戏

此外，还有一个经常被问到的话题：电脑游戏是否有助于我们的认知能力，甚至预防痴呆？相关的计算机应用软件和程序很受欢迎，但我们需要考虑科学的观点。一个观点受欢迎的程度不一定是衡量其有效性的良好指标，因此，重要的是要了解是否有研究能证实这些产品所宣称的效果。

退一步讲，想一想你需要一段时间才能掌握的技能。例如，开车、烹饪、玩纸牌游戏或完成与工作有关的任务。你需要一些时间来摸索如何做这些事情，但最终能学会，甚至掌握它们。但请问自己一个问题：在某项具体任务（如驾驶或烹饪）上的进步是否会泛化到其他任

---

〔133〕 参见 R. Andel et al. (2014), The role of midlife occupational complexity and leisure activity in late-life cognition, *Journals of Gerontology, Series B: Psychological Sciences and Social Sciences*, *70*(2), 314-321.

务？如果在学习开车时手眼协调能力提高了，那么你是否发现其他与之无关但涉及类似技能的任务也有所提高？通常情况下，事实并非如此。

同样的问题在健脑游戏中也得到了研究：玩游戏是否与提高日常生活中的认知能力有关。目前，科学界的普遍共识似乎是"不会"。就像开车或做饭一样，做得越多，效果越好。但这并不意味着你在其他有类似要求的活动中也一定会做得很好。

在对迄今为止的科学研究进行的全面综述中[134]，科学家调查了各种各样的健脑游戏(130多项独立研究)。结果发现，人们在新接触的游戏中会表现得更好——通常要好得多，但在特定游戏中提高的技能似乎并不能提高日常生活的认知能力。最近的一项元分析对该领域的300多项研究进行了探索[135]，结果基本相同。

同样有趣的是，当引导人们相信电子游戏训练能提高其认知能力时，结果就确实如此。一项研究通过两种类型的传单来招募参与者[136]。一种是具有暗示性的传单，表明这项研究涉及大脑训练，并引用了有关工作记忆训练能提高智力的研究结果。另一种传单则平淡无

---

[134] 参见 D. J. Simons et al. (2016), Do "brain-training" programs work? *Psychological Science in the Public Interest*, *17*(3), 103-186.

[135] 参见 G. Sala et al. (2018), Video game training does not enhance cognitive ability: A comprehensive meta-analytic investigation, *Psychological Bulletin*, *144*(2), 111-139.

[136] 参见 C. K. Foroughi et al. (2016), Placebo effects in cognitive training, *Proceedings of the National Academy of Sciences USA*, *113*(27), 7470-7474, doi:10.1073/pnas.1601243113.

奇，只提到参与研究的人最多可以获得5个学分——并不是很令人激动，对吧？

结果发现，那些认为自己会有所进步的人（根据他们收到的传单类型）在仅仅1个小时的训练后就比另一组在智力测试中表现得更好。研究人员认为，这组人在研究过程中表现出的快速进步并不是持续性的，是因为他们被引导相信自己会有这样的进步。这就是所谓的安慰剂效应或期望效应：参与者之所以进步，是因为他们期望进步，或者说他们比那些仅为了课程学分而报名的人更努力。奇怪的是，作者在描述他们的研究结果时提到，该领域的其他研究也使用了类似的暗示性策略来招募参与者。科学家得出的结论是，声称对大脑有积极作用的干预可能会在某种程度上取得成效，至少是有部分效果——可能与人们的期望有关，而不是"治疗"本身的原因。

因此，如果你有兴趣在某些类型的游戏中做得更好，健脑游戏可能适合你。一些科学家确实看到了健脑游戏增强认知能力的可能性[137]。但如果你对大多数科学结论更感兴趣：这些产品似乎没有在日常生活中显示出有意义的效果，至少目前还没有，你可能要关注其他激发脑力的方法。

---

〔137〕 130多名科学家共同发表联名信，对早期学者批评大脑训练游戏的共识做出回应。参见 Cognitive Training Data (2015), Open letter response to the Stanford Center on Longevity, available at https://www.cognitivetrainingdata.org/the-controversy-does-brain-training-work/response-letter/. 又见由70余名科学家联合署名的文章：Stanford Center on Longevity (2014), A consensus on the brain training industry from the scientific community, available at http://longevity3.stanford.edu/blog/2014/10/15/the-consensus-on-the-brain-training-industry-from-the-scientific-community-2/.

基本要点

以下是一些与脑力活动和大脑有关的要点：

- 培养一种新颖的和具有挑战性的爱好对大脑特别有益。
- 中年时期的业余爱好和其他脑力活动似乎对大脑有很强的保护作用，效果能持续数十年，并与降低痴呆的患病风险有关。
- 阅读、填字游戏、电脑游戏、摄影和演奏乐器等特定活动与改善认知健康有关。
- 参与多种脑力活动比频繁做某一项活动要好，如脑力交叉训练。
- 培养任何兴趣爱好都是积极的，但每天花一个小时及以上的时间在兴趣爱好上对大脑的保护作用尤为强大。
- 从事复杂而有激发性的工作，尤其是管理岗位，对健脑有益。
- 如果你的工作不是很有激发性，可以通过培养激发脑力的爱好来弥补认知上的不足。
- 迄今为止的研究表明，在健脑游戏中取得的进步似乎并不能提高日常生活中的认知能力。

关键问题：增加脑力活动的个人计划

我参与的激发脑力的活动有：

____

____

我每天或每周参与这些活动的时间：

____

____

我喜欢在一天中的什么时候参与上述活动：

____

____

妨碍我更多地参与脑力活动的因素：

____

____

其中，位于前两位的是：

1\. ______________________________________

2\. ______________________________________

我用来克服脑力活动阻碍的策略有：

1\. ______________________________________

____

2\. ______________________________________

____

我想参与的其他脑力活动有：

____

____

本周我能采取的参与脑力活动的小措施：

____

____

本月我能采取的参与脑力活动的小措施：

____

____

未来 3 个月，我的脑力活动目标：

____

____

未来 6 个月，我的脑力活动目标：

____

____

我从本章学到的能使大脑更加活跃的知识：

____

____

更活跃的大脑如何与我目前的价值观保持一致：

____

____

第三部分

预防认知问题的其他方法

08

人如其食

营养与认知

减肥食谱层出不穷，一些人会从中选择一种看上去还不错的。还有一些人相信，网络上或者从朋友那里听说的一种流行的饮食方法，可以让他们在夏季来临之前快速地瘦下来。虽然调整饮食有很多原因，但请注意，本章的重点是从脑健康的角度来阐述饮食选择的重要性。我们讨论的以及做出的相关改变可能会导致体重减轻，本章的主要目的是阐明我们的饮食与大脑运作方式之间的关系。

请注意：我不是营养学专家，在考虑改变饮食习惯时，应该咨询医生、营养学专家或相关专业人士。尽管如此，还是有相当多的研究致力于探究有益于大脑的饮食方式。尽管有些研究也关注相对年轻的群体，尤其是中年人的营养状况，但大部分科学研究都在探讨老年人如何选择饮食来避免认知能力下降或患痴呆的风险。与此相关的是，最近研究发现，减肥并不一定会影响总死亡率[138]或过早死亡的风险。实际上，科学研究表明，只要一个人的身体素质相对较好，超重的人也可以维持健康。

另外要强调的是，没有任何一种食物、维生素或营养品能快速或神奇地改变你的大脑。如果读到有关这种说法的文章，你可以立即揭穿它。随着时间的推移，营养因子会逐渐影响我们的认知能力，最终对大脑的运作产生强大的影响。但是，“7 天改善脑健康”的饮食，或者 14 天、30 天及更短的时间，根本经不起科学的检验。当我们讨论关于饮食模式，以及一些特定营养因子和食物的科学证据时，请牢记这一点。

由于良好的饮食习惯在维持认知功能和预防大脑问题的方面发挥着重要作用，本章内容属于 CAPE 模型中的“P”，即预防认知问题。想了解更多信息吗？让我们来看看科学是如何解释营养与大脑的关系的。

科学背景

一些人会问：我吃的东西会影响大脑吗？我应该多吃哪些食物？听说应该多吃蓝莓，是真的吗？许多研究已经解决了这些问题，我们

---

[138] 参见 V. W. Barry et al.（2014），Fitness vs. fatness on all-cause mortality：A meta-analysis，*Progress in Cardiovascular Diseases*，*56*，382-390.

现在可以提供循证观点，说明哪些食物对大脑有益，哪些食物应该尽量避免或减少食用。

2017 年，美国退休人员协会（America Association of Retired Persons，AARP）开展了一项研究，对不同种族的美国中老年群体（40 岁以上）的饮食习惯进行了调查[139]。要求研究参与者报告他们关于水果、蔬菜、蛋白质、乳制品和谷物这五类食物的摄入情况，并对其感知到的幸福感和脑健康状况进行评估。请注意，虽然这项研究评估的脑健康是基于主观印象而非认知测试得分，但也有研究从营养学角度对认知能力进行了分析。

积极的研究结果是：食用美国农业部所推荐的水果量（每天 350～500 克）和蔬菜量（每天 500～800 克）的人，幸福感更高，大脑功能更强。而且还存在剂量-反应效应。食用的水果和蔬菜越多，人们的脑健康状况就越好。此外，那些在一周内只吃鱼而不吃红肉的人自称其认知能力更强，经常吃坚果的人也呈现出同样的模式。与植物油相比，使用橄榄油、菜籽油或葡萄籽油烹饪更能促进脑健康。顺便提一下，吃大量鱼类、坚果和橄榄油的人是按地中海饮食进食的，我们稍后将对此进行阐述。

研究结果发人深省：在所有五类食物中，只有 1％的研究参与者达到了推荐的营养标准。34％的人报告说他们在所有食物类别中都没有吃到推荐的量。那些每周至少吃一次甜点或预制食品，以及喝含糖

---

[139] 参见 L. Mehegan et al.（2018），*2017 Brain Health and Nutrition Survey*，Washington DC：AARP Research，https://doi.org/10.26419/res.00187.001.

饮料的人,把自己的脑健康状况评为“极好”或“很好”的可能性较低。奇怪的是,尽管大多数人没有很好地遵循营养标准,但仍有近 90%的人表示,如果他们知道吃得好能促进大脑和心脏健康,他们会吃得更好。超过一半的人表示,如果医生建议他们改变饮食习惯,他们可能会照着做的。

与运动阻碍一样,AARP 研究发现,人们难以吃上健康食品的原因也是多种多样的。常见的阻碍包括成本高[140]、担心更有营养的食物味道不好,以及获得健康食品的途径有限。个人认定的“不属于健康食品”也会对饮食选择产生负面影响。此外,家庭传统、医疗建议和感知到的健康益处等因素往往会促使人们吃得更健康。当思考饮食方式背后的科学知识和已知有益于脑健康的特定食物时,我们还要记住,重要的社会和文化因素也会决定我们吃什么和不吃什么。

地中海饮食及相关饮食方式

提到有确凿科学依据且能促进脑健康的饮食方式,没有什么比地中海饮食更合适了。你可能听说过这种饮食方式,但不清楚它具体指的是什么。从本质上讲,这个名称指的是生活在地中海沿岸的居民的饮食习惯(希腊、法国、西班牙和意大利南部等地)。这种饮食以植物

---

[140] 除了 AARP 的研究之外,还有一项研究专门探讨了阻碍及促进人们食用水果和蔬菜的因素:M.-C. Yeh et al. (2008), Understanding barriers and facilitators of fruit and vegetable consumption among a diverse multi-ethnic population in the USA, *Health Promotion International*, *23*(1), 42-51.

性食物为主，主要包括大量的水果、蔬菜[141]、豆类、坚果和全麦谷物（图 8.1）。橄榄油是重点，尤其是将其用作烹饪。适量的鱼和禽类食品也包括在内，还有少量红酒。不受欢迎的食物包括红肉、高脂肪乳制品和加工食品（正如我听过一种说法，“你曾祖母不认识的食物”）。更广义的饮食还包括生活方式的选择，比如适度的体育运动、社交活动、充足的日常休息和夜间睡眠。让我们看看地中海饮食与大脑功能之间的科学联系。

重点关注的食物：

水果 蔬菜 橄榄油 豆类（黄豆、扁豆、花生、鹰嘴豆）坚果（核桃、杏仁、开心果） 谷物/面包/意大利面/大米/全麦粉（最好是全麦谷物）香草/香料/大蒜/洋葱（调味用） 每天6～8杯水

少量至适量：

鱼 白肉（鸡肉/火鸡肉）鸡蛋 酸奶和奶酪（最好是低脂） 红酒（如果需要可佐餐饮用）

避免或尽量减少：

红肉 加工肉制品 其他加工食品 高脂肪乳制品 高糖食品 碳酸饮料

图 8.1 地中海饮食结构

[141] 关于地中海饮食结构的科学共识，参见 A. Bach-Faig et al.（2011），Mediterranean diet pyramid today. Science and cultural updates，*Public Health Nutrition*，*14*（12A），2274-2284.

各种营养学研究都揭示了同样的事实[142]:地中海饮食对轻度或更严重的认知问题具有保护作用。不同领域的研究结果略有不同,但大多数研究表明,坚持大量食用鱼类、橄榄油、水果和蔬菜等食物的人,患轻度认知障碍(即 MCI)或阿尔茨海默病的风险明显降低——大约降低了 20%～40%。从根本上说,似乎以这种方式吃得越多,对大脑的保护作用就越大。长期保持这种饮食习惯的人由 MCI 转变为痴呆的风险也更小[143]。考虑到许多被诊断为 MCI 的人最终都会发展成阿尔茨海默病,我们亟须预防 MCI 转化为痴呆的生活策略。另一个重要的好处是,遵循地中海饮食的人患脑卒中和抑郁症的风险较低[144]。

几年前的一项研究对 2000 多人的饮食进行了评估[145],以了解坚持地中海饮食是否会降低出现认知问题的风险。研究人员对参与者进行了 0～9 分的评分,以确定他们对地中海饮食的坚持程度("0"表示基本上没有采用地中海饮食;"9"表示完全坚持)。在为期 4 年的时

[142] 参见 I. Lourida et al. (2013), Mediterranean diet, cognitive function, and dementia: A systematic review, *Epidemiology*, *24*, 479-489; B. Singh et al. (2014), Association of Mediterranean diet with mild cognitive impairment and Alzheimer's disease: A systematic review and meta-analysis, *Journal of Alzheimer's Disease*, *39*(2), 271-282; 以及 V. Solfrizzi et al. (2017), Relationships of dietary patterns, foods, and micro- and macronutrients with Alzheimer's disease and late-life cognitive disorders: A systematic review, *Journal of Alzheimer's Disease*, *59*, 815-849.

[143] 参见 B. Singh et al. (2014).

[144] 参见 T. Psaltopoulou et al. (2013), Mediterranean diet, stroke, cognitive impairment, and depression: A meta-analysis, *Annals of Neurology*, *74*, 580-591.

[145] 参见 N. Scarmeas et al. (2006), Mediterranean diet and risk of Alzheimer's disease, *Annals of Neurology*, *59*(6), 912-921.

间里，适度坚持地中海饮食的人（评分为 4 分或 5 分）患痴呆的风险降低了 20%。那些实实在在坚持地中海饮食的人（评分为 6～9 分）与对这种饮食方式不感兴趣的人相比，患阿尔茨海默病的概率明显降低了 40%。因此，与低剂量相比，较高剂量的地中海饮食对大脑有更好的保护作用。

这种剂量-反应效应类似于我们在前面讨论过的：人们参与有益脑健康的活动或选择有益脑健康的生活方式越多，出现严重认知问题的概率就越低。值得注意的是，这项研究还发现，仅食用地中海饮食中的特定食物，如水果、鱼类或豆类，在降低痴呆患病风险方面的作用不如坚持整个饮食习惯。我们稍后会讨论一些关于特定食物的科学知识，但这足以说明，在增强脑健康方面，更广泛的饮食模式比单一食物更重要。

对于那些难以坚持运动，或者由于身体限制而无法经常运动的人来说，一项地中海饮食研究从脑健康的角度为他们带来了希望。研究人员询问了一组老年人的运动量及其对地中海饮食的坚持程度[146]。虽然运动量大的人患阿尔茨海默病的概率比其他人低得多——这与之前讨论过的运动与大脑的关系一致，但是饮食也很重要。在大约 5 年的时间里，那些特别遵循地中海饮食的人患阿尔茨海默病的风险明显降低，即使他们相对久坐不动。换句话说，健脑饮食方式对大脑有保护作用，而与体育运动水平无关。

---

[146] 参见 N. Scarmeas et al.（2009），Physical activity，diet，and risk of Alzheimer disease，*JAMA*，*302*(6)，627-637.

为什么地中海饮食对大脑如此有益？这种“营养疗法”似乎在多个层面上影响着大脑。在微观层面上，地中海饮食中的食物富含抗氧化剂和抗炎成分，可以减少所谓的氧化应激（oxidative stree；指有毒的自由基分子过多）对大脑的负面影响。这种饮食还具有抗血栓和抗动脉粥样硬化的功能[147]，也就是减少脑卒中和动脉栓塞的风险。地中海饮食还含有丰富的黄酮类化合物和多不饱和脂肪酸（如 ω-3 脂肪酸）；我们稍后会详细讨论这些问题。

当我们考虑地中海饮食对大脑结构和容量的影响时，会发现这种饮食方式是如何在更大的范围内促进脑健康的。在其他条件相同的情况下，脑容量越大，大脑的运作能力就越强。坚持地中海饮食的人在多个大脑区域（包括额叶和颞叶）的白质密度更高[148]，而且随着时间的推移，脑萎缩或衰退的程度也有所减少。少吃红肉和奶制品、多吃鱼[149]（这与地中海饮食的理念一致）与脑容量增加有关。坚持地中海饮食的人大脑区域的结构连接性也更好[150]，或称联系更紧密。俗

---

[147] 参见 T. Psaltopoulou et al.（2013）.

[148] 多项研究明确了地中海饮食对大脑的好处。参见 S. C. Staubo et al.（2017），Mediterranean diet，micronutrients and macronutrients，and MRI measures of cortical thickness，*Alzheimer's & Dementia*，*13*，168-177；M. Luciano et al.（2017），Mediterranean-type diet and brain structural change from 73 to 76 years in a Scottish cohort，*Neurology*，*88*，449-455；以及 L. Mosconi et al.（2018），Lifestyle and vascular risk effects on MRI-based biomarkers of Alzheimer's disease：A cross-sectional study of middle-aged adults from the broader New York City area，*BMJ Open*，*8*，e019362.

[149] 参见 Y. Gu et al.（2015），Mediterranean diet and brain structure in a multiethnic elderly cohort，*Neurology*，*85*，1744-1751.

[150] 参见 A. Pelletier et al.（2015），Mediterranean diet and preserved brain structural connectivity in older subjects，*Alzheimer's & Dementia*，*11*，1023-1031.

话说“人如其食”，这句话在这里真的很适用，尤其是对大脑而言。

我们已经回顾了支持地中海饮食的有力证据，此外，科学家对具有类似特征的饮食方式也进行了研究。DASH 就是其中之一，即高血压防治饮食（dietary approaches to stop hypertension）。DASH 与地中海饮食的主要区别在于，DASH 强调低钠和低饱和脂肪食物的摄入，其他食物则大致相同。这种饮食方式最初是为了预防或降低高血压而设计的，但它也有一些与大脑相关的益处。在为数不多的相关研究中，坚持此种饮食方式的人的整体认知功能更好，思维速度更快[151]，患阿尔茨海默病的风险也更低[152]。上述研究对采用 DASH 的人进行了为期 4 个月到 11 年的观察，由此看来，认知方面的益处确实会随着时间的推移而持续存在。

另一项研究使用了健康饮食指数（healthy eating index）[153]这一指标。当 55 岁及以上的人多吃水果、蔬菜、全麦谷物、大豆蛋白和鱼类时，他们的健康饮食指数更高。这项研究对 40 个国家和地区的 27 000 多人进行了长达 4～5 年的追踪调查，给人留下了深刻的印象。

---

[151] 参见 P. J. Smith et al.（2010），Effects of the Dietary Approaches to Stop Hypertension diet and caloric restriction on neurocognition in overweight adults with high blood pressure，*Hypertension*，*55*，1331-1338；又见 H. Wengreen et al.（2013），Prospective study of Dietary Approaches to Stop Hypertension- and Mediterranean-style dietary patterns and age-related cognitive change：The Cache County Study on Memory，Health and Aging，*American Journal of Clinical Nutrition*，*98*，1263-1271.

[152] 参见 M. C. Morris et al.（2015a），MIND diet associated with reduced incidence of Alzheimer's disease，*Alzheimer's & Dementia*，*11*，1007-1014.

[153] 参见 A. Smyth et al.（2015），Healthy eating and reduced risk of cognitive decline，*Neurology*，*84*，2258-2265.

对这么多人进行长达数年的研究，可不是一件小事！另一个有趣的细节是，该研究的参与者患有糖尿病、心脏病或神经系统疾病。而其他研究的参与者大都非常健康，没有任何健康问题，因此可能该研究更适用于正在接受医学监测或治疗的普通人。

有些参与者在研究期间出现了认知能力的下降，但那些饮食特别健康（如吃大量水果、蔬菜和全麦谷物）的人出现认知能力下降的风险降低了24%。这种饮食习惯对集中注意特别有益。研究人员还发现，坚持这种饮食方式且每周至少运动两次的人出现认知问题的风险更低。正如我们在其他研究中看到的：在一个领域（如体育运动）选择健康的生活方式对大脑有益，在多个领域选择健康的生活方式则更好。

另外一个与认知健康有关的饮食方式是研究人员所说的谨慎型饮食（prudent diet）[154]。一项研究利用统计学方法来确定人们在两种普通饮食中偏爱哪一种。谨慎型饮食结构包括蔬菜、水果、豆类（如豌豆、黄豆、扁豆和花生）、米饭、意大利面食、全麦谷物、水、鱼类和禽类。另一类饮食是西方饮食，指的是红肉、土豆、糕点、碳酸饮料、啤酒、糖、精制谷物和高脂肪乳制品饮食的总称。随后，科学家确定了人们对这两种饮食方式的偏爱程度。

在大约6年的时间里，恪守谨慎型饮食的人在注意、记忆、语言和空间技能等认知能力方面的下降幅度最小。相比之下，爱吃牛排和土豆的人（西方饮食爱好者）认知能力下降最严重。公平地说，许多人都

---

[154] 参见 B. Shakersain et al.（2016），Prudent diet may attenuate the adverse effects of Western diet on cognitive decline，*Alzheimer's & Dementia*，*12*，100-109.

喜欢吃汉堡包和鱼[155]。前一天晚餐可能是三文鱼和意大利面，第二天则是肉食爱好者喜欢吃的比萨。幸运的是，研究人员发现了一些令人鼓舞的东西，可以满足那些口味多样化的人的需求：吃西餐的人如果也经常做出健康、谨慎的营养选择，那么随着时间的推移，其认知能力下降的程度会小得多。虽然谨慎型饮食是最好的选择，但对于那些同时喜欢这两种饮食方式的人来说，谨慎型饮食有助于减少西方饮食对脑健康的危害。

为什么西方饮食对大脑有害？一些研究表明，这种饱和脂肪和精制糖含量较高的饮食方式[156]对大脑额叶皮质和海马的负面影响尤为明显。事实证明，在分子水平上，这些区域对营养含量低的饮食很敏感，尤其是脑源性神经营养因子（即 BDNF）水平的降低。（我们在第 5 章讨论过 BDNF，以及 BDNF 在帮助大脑生长新神经元和培育现有神经元方面发挥了极其重要的作用。）BDNF 减少也与大脑炎症有关，而炎症有可能导致阿尔茨海默病等疾病。此外，脂肪较多、抗氧化剂较少的饮食会产生氧化应激，这与我们在地中海饮食与其他非西方饮食中看到的情况基本相反。氧化应激会导致大脑发生负面变化，包括额叶体积缩小。

---

[155] 之前提及的 AARP 的研究实际上发现了一种十分常见的饮食趋势：37％的参与调查者通常在一周内既吃鱼也吃红肉，这比只吃红肉（29％）或只吃海鲜（15％）更常见。

[156] 参见 H. Francis and R. Stevenson (2013), The longer-term impacts of Western diet on human cognition and the brain, *Appetite*, *63*, 119-128; 又见 A. Knight et al. (2016), Is the Mediterranean diet a feasible approach to preserving cognitive function and reducing risk of dementia for older adults in Western countries? New insights and future directions, *Ageing Research Reviews*, *25*, 85-101.

总而言之，减少饱和脂肪和精制糖的饮食方式似乎是最好的选择。从更广泛的健康角度来看，这也是促进脑健康的明智之举。

促进脑健康的特定食物

到目前为止，我们已经讨论了涉及各种食物的健脑饮食。那我们应该多吃哪些食物来提高认知能力呢？总的来说，广泛的饮食选择似乎是最理想的：与其专注于某一特定的食物，不如选择地中海饮食，因为这种饮食方式有很多好处。不过，根据神经科学研究结果，确实有些食物对大脑特别有益。

虽然你可能对儿时被教导的有关水果和蔬菜的建议并不感兴趣，但这些建议实际上与脑健康息息相关。几年前的一项研究评估了老年女性的水果和蔬菜摄入量[157]。多吃或少吃水果，尤其是柑橘类水果，似乎对脑健康没有太大影响。但是，吃较多的十字花科或绿叶蔬菜（如西蓝花、羽衣甘蓝、花椰菜和菠菜）的女性，其记忆力和一般认知能力的衰退要比吃蔬菜明显较少的人慢1～2年。科学事实印证了一句老话——听妈妈的话。

另一项研究也有类似发现：在6年的时间里，食用绿叶蔬菜与认知能力衰退速度减慢有关[158]。从认知角度来看，对于每天至少吃两份蔬菜的人来说，他们就像年轻了5岁。至少可以这么说：每天一份

[157] 参见 J. H. Kang et al.（2005），Fruit and vegetable consumption and cognitive decline in aging women，*Annals of Neurology*，*57*，713-720.

[158] 参见 M. C. Morris et al.（2006），Associations of vegetable and fruit consumption with age-related cognitive change，*Neurology*，*67*，1370-1376.

沙拉和一份西蓝花可以有效预防未来的认知问题。

最近的一些营养学研究进一步阐明了蔬菜与认知之间的关系[159]。科学家调查了中老年人食用绿叶蔬菜的频率，以及这种饮食选择在大约5年的时间里与认知健康之间的关系。研究结果令人信服：每天吃一到两份蔬菜，随着时间的推移，认知能力的变化会明显减少——比那些不吃蔬菜的人年轻11岁。蔬菜中特别重要的营养物质包括叶黄素、叶酸和叶绿醌（又称维生素K1）。虽然这些营养物质并不为医生或营养师以外的人群所熟知，但鉴于其对大脑的益处，人们会越来越重视它们。

我们现在知道，蔬菜对身体，尤其是对大脑很重要。然而，大型调查显示，大多数人并不会坚持吃蔬菜。只有约10%的人每天吃一份蔬菜[160]（300克左右）。根据已知研究结论推测，如果更多的人能做到每天吃一份菠菜或羽衣甘蓝沙拉，我们就会看到一些认知障碍（如阿尔茨海默病）的发病率下降，也许是显著下降。

尽管现有科学研究表明，蔬菜比水果更有利于脑健康，但也有证据显示有一种水果很重要：浆果。浆果富含黄酮类化合物，多项动物实验研究发现这类物质能促进脑健康。黄酮类化合物对大脑特别重

---

[159] 参见 M. C. Morris et al.（2018），Nutrients and bioactives in green leafy vegetables and cognitive decline，*Neurology*，*90*，e214-e222.

[160] 参见 S. H. Lee-Kwan et al.（2017），Disparities in state-specific adult fruit and vegetable consumption—United States，2015，*Morbidity and Mortality Weekly Report*，*66*（45），1241-1247.

要，因为它具有抗氧化[161]和减轻炎症的功能。研究发现，多吃浆果的人的认知能力衰退减缓，工作记忆能力较强，而且大脑多个区域的血流量增加[162]，日常生活中的执行功能问题也较少[163]。

迄今为止，一项规模最大的关于蓝莓和认知能力的研究招募了16 000 多名老年女性[164]。正如我们讨论过的其他研究一样，样本量越大，研究结果就越准确越重要。研究人员询问了这些女性食用蓝莓、草莓、其他水果和饮茶的频率。在控制了参与者的年龄、收入、受教育水平和运动量等其他因素后，与对浆果不太感兴趣的同龄人相比，吃蓝莓和草莓最多的人在记忆和其他认知能力衰退方面表现出明显的延缓，延缓时间长达 2 年半。请记住，浆果爱好者并不一定一直吃浆果：该研究的高浆果摄入量组被试每周至少吃 300 克。重要的不是浆果食用量，而是长期坚持食用。

按照这一思路，一种相对较新的饮食方式诞生了：以地中海饮食为基础，并强调浆果和绿叶蔬菜的摄入[165]。到目前为止，这一饮食方

---

〔161〕 参见 E. E. Devore et al.（2012），Dietary intake of berries and flavonoids in relation to cognitive decline，*Annals of Neurology*，*72*(1)，135-143.

〔162〕 参见 J. L. Bowtell et al.（2017），Enhanced task-related brain activation and resting perfusion in healthy older adults after chronic blueberry supplementation，Applied Physiology，*Nutrition*，*and Metabolism*，*42*，773-779.

〔163〕 参见 R. K. McNamara et al.（2018），Cognitive response to fish oil，blueberry，and combined supplementation in older adults with subjective cognitive impairment，*Neurobiology of Aging*，*64*，147-156.

〔164〕 参见 E. E. Devore et al.（2012）.

〔165〕 参见 M. Berendsen et al.（2018），Association of long-term adherence to the MIND diet with cognitive function and cognitive decline in American women，*Journal of Nutrition*，*Health and Aging*，*22*(2)，222-229；又见 M. C. Morris et al.（2015a）.

式在脑健康方面取得了令人瞩目的成果，被称为 MIND(mediterranean DASH intervention for neurodegenerative delay)，即在地中海饮食中融入了 DASH 的益处。MIND 的优点有：增强中老年人的语义记忆，以及降低阿尔茨海默病的患病风险。MIND 有助于延缓认知衰老的过程[166]：严格遵守这种饮食习惯的人，其认知能力相当于年轻了 7 岁以上。

我们之前讨论过地中海饮食，并提到应加入鱼类。一些讨论专门研究了食用鱼类的情况。在一项研究中，研究人员询问一组老年人吃鱼的频率[167]，然后对这些人进行了大约 8 年的追踪调查。参与者被分为两组：一组每周吃鱼 1～4 次，另一组吃得很少。遗憾的是，如果你是一名炸鱼薯条爱好者，就没资格参与这个研究——参与者吃的鱼必须是烤制或烧制的。

研究结果对鱼肉爱好者非常有利。在研究开始时每周至少吃 300 克鱼的人，数年后多个区域脑容量增大。这些区域包括记忆关键区海马和额叶中一个名为额眶皮质的区域。即使控制了运动量，结果也是一样的，这反映出吃鱼对大脑的滋养作用超越了另一种重要生活方式的影响。还要指出的是，这些发现不能仅仅归因于鱼类中 ω-3 脂肪酸的益处，因为研究者已经控制了这一因素。

---

〔166〕 参见 M. C. Morris et al. (2015b), MIND diet slows cognitive decline with aging, *Alzheimer's & Dementia*, *11*, 1015-1022.

〔167〕 参见 C. A. Raji et al. (2014), Regular fish consumption and age-related brain gray matter loss, *American Journal of Preventive Medicine*, *47*(4), 444-451.

其他研究表明,吃鱼越多[168],越不容易发生轻微或严重的脑卒中。然而,吃油炸鱼会增加脑卒中等神经系统疾病的发病概率。因此,吃非油炸鱼对大脑(和身体)真的有好处。总的来说,这些结果共同表明:选择健康的生活方式对脑健康有很大的影响。

与脑健康有关的其他营养物质

鱼类和坚果等食物中的 ω-3,即多不饱和脂肪酸对大脑(以及心脏和眼睛)非常有益。多不饱和脂肪酸有许多促进脑健康的作用[169],如支持神经元的功能,使 BDNF 和其他神经营养因子保持在正常水平,在人体中发挥着重要的抗炎作用。

我们自身无法产生多不饱和脂肪酸,因此经常吃含有这些健脑成分的食物非常重要。尤其是二十碳五烯酸(eicosapentaenoic acid,EPA)和二十二碳六烯酸(docosahexaenoic acid,DHA),这两种多不饱和脂肪酸对大脑的高水平运作尤为重要,主要存在于鲑鱼、鲭鱼、沙丁鱼和金枪鱼等鱼类中。还有 α-亚麻酸(α-linolenic acid,ALA),它能帮助人体合成少量的 EPA 和 DHA,尽管含量很低,但我们确实需要

---

[168] 一些研究探讨了吃鱼与大脑的关系。参见 J. K. Virtanen et al. (2008), Fish consumption and risk of subclinical brain abnormalities on MRI in older adults, *Neurology*, *71*, 439-446; 又见 D. Mozaffarian et al. (2005), Fish consumption and stroke risk in elderly individuals: The Cardiovascular Health Study, *Archives of Internal Medicine*, *165*(2), 200-206.

[169] 参见 C. Phillips (2017), Lifestyle modulators of neuroplasticity: How physical activity, mental engagement, and diet promote cognitive health during aging, *Neural Plasticity*, article ID 3589271, doi:10.1155/2017/3589271.

从饮食中摄取多不饱和脂肪酸。ALA 存在于核桃、亚麻籽和大豆等植物和坚果中。

更具体地说，体内多不饱和脂肪酸含量越高，对记忆和执行功能非常重要的多个区域（如海马和扣带回皮质）的脑容量就越大[170]。一项研究发现，体内 DHA 含量较高者，患各类痴呆的风险会降低 47%[171]。同一项研究对人们进行大约 9 年的追踪调查，结果发现，与吃鱼较少的人相比，每周至少吃三次鱼的人患阿尔茨海默病的风险降低了 50%。除了痴呆，中年时期的 DHA 水平还与更好的思维灵活性[172]、推理能力、工作记忆和词汇知识相关。这确实令人印象深刻！又一次印证了中年人保持脑健康和激发大脑活力的重要性，多年后这些健康的生活方式会带来回报。

众所周知，膳食中的多不饱和脂肪酸与脑健康息息相关，但关于服用多不饱和脂肪酸保健品是否有益则更具争议。不同的医生或营养师的观点不同，有人建议服用，有人则不然。因此，依据科学事实做出相关决策尤为重要。

---

[170] 一项大规模研究令人印象深刻。参见 J. V. Pottala et al. (2014), Higher RBC EPA + DHA corresponds with larger total brain and hippocampal volumes, *Neurology*, *82*, 435-442；又见 S. M. Conklin et al. (2007), Long-chain omega-3 fatty acid intake is associated positively with corticolimbic gray matter volume in healthy adults, *Neuroscience Letters*, *421*, 209-212.

[171] 参见 E. J. Schaefer et al. (2006), Plasma phosphatidylcholine docosahexaenoic acid content and risk of dementia and Alzheimer disease, *Archives of Neurology*, *63*, 1545-1550.

[172] 参见 M. F. Muldoon et al. (2010), Serum phospholipid docosahexaenoic acid is associated with cognitive functioning during middle adulthood, *Journal of Nutrition*, *140*, 848-853.

对现有多不饱和脂肪酸研究的综述和元分析认为：多不饱和脂肪酸保健品[173]不能降低痴呆的患病风险或改善认知健康。一项为期一年的随机临床试验对服用保健品和安慰剂的老年人进行了比较[174]，也发现了同样的情况：保健品对轻度或无认知问题的人无明显益处。多不饱和脂肪酸对被诊断为痴呆的患者似乎也无帮助[175]。虽然有少数研究发现服用多不饱和脂肪酸保健品对认知有轻微的益处[176]，但大多数研究并未发现该效应。在心血管健康方面也是如此[177]：补充多不饱和脂肪酸似乎与降低心脏病发病率或心脏病发作风险无关。总之，最好是通过饮食（而不是保健品）获得有益于脑健康的营养物质。

我的许多病人都问过抗氧化剂对脑健康的作用，其中研究最多的包括维生素 C、维生素 E 和 β-胡萝卜素。虽说对维生素 C 的研究有一些积极发现，但大型个体研究和小型研究的综述都没有发现这些抗氧

[173] 参见 E. Sydenham et al. (2012), Omega 3 fatty acid for the prevention of cognitive decline and dementia, *Cochrane Database of Systematic Reviews*, *6*, CD005379；又见 J. Jiao et al. (2014), Effect of n-3 PUFA supplementation on cognitive function throughout the life span from infancy to old age: A systematic review and meta-analysis of randomized controlled trials, *American Journal of Clinical Nutrition*, *100*, 1422-1436.

[174] 参见 J. Baleztena et al. (2018), Association between cognitive function and supplementation with omega-3 PUFAs and other nutrients in ≥ 75 years old patients: A randomized multicenter study, *Plos One*, *13*(3), e0193568.

[175] 参见 M. Burckhardt et al. (2016), Omega-3 fatty acids for the treatment of dementia, *Cochrane Database of Systematic Reviews*, *4*, CD009002.

[176] 有记忆问题的成年人可以从中受益（没有的则不会）。参见 K. Yurko-Mauro et al. (2015), Docosahexaenoic acid and adult memory: A systematic review and meta-analysis, *Plos One*, *10*(3), e0120391.

[177] 参见 T. Aung et al. (2018), Associations of omega-3 fatty acid supplement use with cardiovascular disease risks, *JAMA Cardiology*, *3*(3), 225-234.

化剂对大脑的一致性益处[178]。这方面的研究还存在一些问题，比如在测量认知能力时使用的是简单的筛查方法，而不是复杂的神经心理学测验。因此，就目前而言，服用抗氧化剂可以改善大脑功能的说法并不十分令人信服。

你可能在网上或新闻中看见过姜黄素对大脑的益处。这是一种来自姜黄植物的色素，最常见于咖喱。在印度，姜黄素已用于临床实践多年，但直到最近研究者才开始研究它对大脑结构和功能的潜在影响。在动物研究中，姜黄素与改善神经系统健康之间的联系已经有了一些令人鼓舞的发现[179]，但在人体中只有一些小规模的研究。在这一点上，姜黄素对人类大脑和认知能力的益处还没有定论。不过，如果你是咖喱爱好者，那就没必要犹豫了，它可能会为你的味蕾和大脑带来好处。

那么其他非处方保健品呢？最近一项研究回顾了约 40 项有关银杏叶提取物和 B 族维生素等物质的独立研究[180]，结果并不令人鼓舞。总的结论是，要么没有证据，要么证据不足以支持保健品在预防认知能力衰退方面的作用。因此，科学家得出结论，保健品能促进脑健康

---

[178] 该领域的研究包括 E. E. Devore et al. (2013), The association of antioxidants and cognition in the nurses' health study, *American Journal of Epidemiology*, *177*(1), 33-41；以及 G. E. Crichton et al. (2013), Dietary antioxidants, cognitive function and dementia—A systematic review, *Plant Foods and Human Nutrition*, *68*, 279-292.

[179] 参见 C. Phillips (2017).

[180] 参见 M. Butler et al. (2018), Over-the-counter supplement interventions to prevent cognitive decline, mild cognitive impairment, and clinical Alzheimer-type dementia: A systematic review, *Annals of Internal Medicine*, *168*, 52-62.

的说法没有科学依据。一项研究银杏叶提取物对痴呆的影响的元分析发现，与安慰剂相比，银杏叶提取物确实有一些益处[181]，但这同样是针对有严重认知障碍的患者，而不是普通人。

总而言之，目前还没有令人信服的证据表明现有的保健品对大脑有任何用处。幸运的是，正如书中提到的，我们知道很多能有效促进脑健康的其他方法。

基本要点

以下是关于营养和脑健康的一些关键点：

- 基于多项研究，地中海饮食似乎是促进脑健康的最佳饮食方式。
- 以红肉、土豆和高脂肪乳制品为主的西方饮食与认知功能减退有关。
- 将地中海饮食或谨慎型饮食和西方饮食相结合可以降低认知能力下降的风险。
- 鱼肉多于红肉的饮食方式更有利于脑健康。
- 研究表明，能提高认知能力的食物包括鱼类、坚果、橄榄油、水

[181] 参见 M. Hashiguchi et al. (2015), Meta-analysis of the efficacy and safety of Ginkgo biloba extract for the treatment of dementia, *Journal of Pharmaceutical Health Care and Sciences*, *1*(14), doi:10.1186/s40780-015-0014-7.

果和蔬菜。

- 在衰老过程中，绿叶蔬菜（如菠菜）和十字花科蔬菜（如西蓝花、羽衣甘蓝、花椰菜）与延缓认知能力衰退有关。
- 一些研究发现，浆果（尤其是蓝莓和草莓）对记忆力和整体认知能力衰退有保护作用。
- 通过食物而非保健品摄入 ω-3 脂肪酸与认知功能改善、脑容量增大和痴呆患病风险降低有关。
- 目前还未发现任何非处方保健品能够持续改善认知能力的科学证据。

关键问题：实现饮食目标的个人规划

我目前的饮食通常包含：

____

____

在饮食习惯上，我想做出何种转变：

____

____

我想在饮食中加入的特定食物：

____

____

妨碍我改变饮食习惯的因素：

____

____

其中，排在前两位的是：

1. ______________________________________

2. ______________________________________

克服阻碍的策略有：

1. ______________________________________

2. ______________________________________

本周可以采取的改变饮食习惯的小措施：

____

____

本月可以采取的改变饮食习惯的小措施：

____

____

未来 3 个月，我为自己制订的饮食目标：

____

____

未来 6 个月，我为自己制订的饮食目标：

____

____

我从本章中学到的能够帮助我改变饮食习惯的知识：

改变饮食习惯如何与我当前的价值观保持一致：

09

睡眠与大脑充分休息的好处

我在临床实践中，有时会遇到一些人，他们觉得自己在日常生活中失去了专注、推理和记忆的能力，结果却发现这些问题可能与睡眠有关（而不是阿尔茨海默病之类的疾病）。睡眠问题贯穿人的一生。一些疑似患有 ADHD 的儿童和青少年（包括那些注意和组织能力有问题的人）实际上是因为难以入睡或维持睡眠的问题而陷入困境。虽然社交媒体的过度使用有时是罪魁祸首，但繁重的课后作业或未确诊的睡眠障碍也可能是原因。对于成年人和老年人，睡眠呼吸暂停可能会导致注意不集中或记忆困难，而人们会误以为这是痴呆先兆。我的工作就是要弄清认知障碍的根源，而睡眠是我经常考虑的一个因素，因为它对脑健康有着或好或坏的影响。

本章将深入探讨睡眠与大脑的关系。我认为这个主题是 CAPE

模型中“P”(预防认知问题)的另一部分,因为保持健康的睡眠质量有助于预防认知问题的发生。可惜的是,持续存在或管理不当的睡眠问题会对大脑产生负面影响,甚至是严重的负面影响。我们还知道失眠(泛指整夜无法入睡[182])是导致痴呆和其他认知问题的风险因素之一。因此,鉴于睡眠对大脑正、反两方面的影响,这是一个我们必须认真对待的话题。

科学背景

大多数人的最佳睡眠时间是每晚 7～8 个小时[183],大致维持在这个范围是保持大脑和身体健康的必要条件。许多人的理想睡眠时间都在 7～8 小时范围内,但仍有多于 30％的人的睡眠时间或多或少[184]。正如我们将要讨论的那样,短睡眠(睡眠时间少于 6 个小时)和长睡眠(睡眠时间超过 9 个小时)都会给大脑和身体带来问题。

奇怪的是,美国的一项调查发现,65％的美国成年人相信睡眠质

[182] 参见 E. Fortier-Brochu et al. (2012), Insomnia and daytime cognitive performance: A meta-analysis, *Sleep Medicine Reviews*, *16*, 83-94.

[183] 有关这一主题的详细讨论,参见 M. A. Grandner et al. (2010), Mortality associated with short sleep duration: The evidence, the possible mechanisms, the future, *Sleep Medicine Reviews*, *14*, 191-203.

[184] 一项超 110 000 人参与的大型研究对整个生命周期的睡眠时间进行了探究: P. M. Krueger and E. M. Friedman (2009), Sleep duration in the United States: A cross-sectional population-based study, *American Journal of Epidemiology*, *169*(9), 1052-1063;又见 Centers for Disease Control and Prevention (2012), Short sleep duration among workers—United States, 2010. *Morbidity and Mortality Weekly Report*, *61*(16), 281-285.

量[185]可以提高自身工作效率，但只有10%的人表示他们在日常生活中会优先考虑睡眠。嗯？这似乎是一个只说不做的典型例子。我们会为了完成工作项目或照顾生病的孩子偶尔熬夜，但不能将睡眠的重要性排在体能、营养、工作和业余爱好之后。以下，我们将探讨睡眠对大脑和认知功能的影响，希望能让你相信，把睡眠置于首位是非常重要的。

睡眠如何帮助大脑更好地运作

当我们细究睡眠时，会发现什么？数十年甚至数百年以来，哲学家、心理学家、医生等就这个话题争论不休。科学，尤其是最新的研究，有助于阐明睡眠为什么对身体和大脑如此重要。

睡眠神经科学最激动人心的进展与一种名为β-淀粉样蛋白的神经毒性物质有关。众所周知，β-淀粉样蛋白是阿尔茨海默病的诱因之一，当它在脑内大量沉积时，会导致大脑斑块和炎症。因此，在大脑中，这种物质越少越好。虽然，在正常情况下，β-淀粉样蛋白也会在大脑中产生，但如果新产生的多于已处理掉的，问题就开始出现了。

我们现在知道，睡眠似乎能冲洗大脑中的β-淀粉样蛋白[186]，帮助大脑清除这种有毒的物质。这是通过大脑内部的“清道夫”——类淋

[185] 美国国家睡眠基金会，2018年美国睡眠调查，http://sleepfoundation.org.

[186] 参见 L. Xie et al.（2013），Sleep drives metabolite clearance from the adult brain，*Science*，*342*，373-377.

巴系统(glymphatic system)来实现的[187],它几乎只在我们熟睡时活动。这并非意味着睡得好就能预防痴呆,但睡得好似乎对减少大脑废物的负面影响至关重要。

最近的一些研究证实了这一点:睡眠质量差[188]和白天困倦的人,其大脑会出现更多类似阿尔茨海默病的变化,包括在与执行功能和情绪调节有关的多个脑区出现β-淀粉样蛋白的沉积。我们还发现,随着时间的推移,β-淀粉样蛋白在白天经常犯困(夜间睡眠质量差的表现)的人的大脑中积累得更快[189],这可能会增加痴呆的患病概率。

更令人困扰的是,睡眠质量差的人患认知障碍和阿尔茨海默病的风险更高[190]。一项大型元分析研究发现,这些人出现轻度至严重认知问题的风险要高出68%。这种风险水平与所有类型的睡眠障碍都有关系,其中,睡眠呼吸暂停更容易导致认知障碍。研究人员还发现,在现有的阿尔茨海默病患者中,睡眠问题占病因的15%。这是一个很高的数值,如果能更好地管理睡眠问题,或许就能避免这种极具破坏

---

[187] 参见 N. A. Jessen et al. (2015), The glymphatic system—A beginner's guide, *Neurochemical Research*, *40*(12), 2583-2599.

[188] 参见 K. E. Sprecher et al. (2017), Poor sleep is associated with CSF biomarkers of amyloid pathology in cognitively normal adults, *Neurology*, *89*, 445-453; 又见 K. E. Sprecher et al. (2015), Amyloid burden is associated with self-reported sleep in non-demented late middle-aged adults, *Neurobiology of Aging*, *36*(9), 2568-2576.

[189] 参见 D. Z. Carvalho et al. (2018), Association of excessive daytime sleepiness with longitudinal β-amyloid accumulation in elderly persons without dementia, *JAMA Neurology*, *75*(6), 672-680.

[190] 迄今为止,针对这一问题最大规模的元分析研究共包含27项研究,样本量超过69 000人。参见 O. M. Bubu et al. (2017), Sleep, cognitive impairment, and Alzheimer's disease: A systematic review and meta-analysis, *Sleep*, *40*(1), 1-18.

力的疾病的发生。其他证据表明,睡眠障碍会干扰额叶功能[191],从而导致执行功能和情绪调节方面的困难。最重要的是,任何睡眠障碍,尤其是长期且管理不善的,都会对大脑造成极具破坏力的打击。

睡眠过多或过少的影响

除了痴呆这种令人担忧的疾病外,睡眠过少或过多还会导致轻度认知障碍。而且这并不一定与达到诊断标准的睡眠障碍有关。一个常见的例子是,你在工作日往往会减少睡眠时间,只有到周末才会补觉。由于工作需求增加、日程安排变化或照看孩子的责任,许多人在一周内很难获得所需的充足睡眠。逻辑通常是这样的:这周我睡得比较少,但周六和周日会睡个懒觉,下周就会好起来。听起来耳熟吗?

不幸的是,根据睡眠神经科学研究,这种逻辑并不可行。一项精心设计的为期两周的研究观察了将每晚睡眠时间限制在 4 或 6 小时[192],或在更极端的实验条件下——完全剥夺两晚的睡眠对参与者的影响。恕我直言,这个发现可能会给那些在一周睡眠不足后试图补觉的人敲响警钟。研究人员发现,每晚只睡 4 或 6 小时很快就会导致各种认知缺陷,包括连续注意、工作记忆和信息加工速度等方面的问

---

[191] 参见 J. S. Randolph and J. J. Randolph (2013), Modifiable lifestyle factors and cognition through midlife, in J. J. Randolph (Ed.), *Positive Neuropsychology: Evidence-Based Perspectives on Promoting Cognitive Health* (pp. 25-55), New York, NY: Springer Science+Business Media, LLC.

[192] 参见 H. P. A. Van Dongen et al. (2003), The cumulative cost of additional wakefulness: Dose-response effects on neurobehavioral functions and sleep physiology from chronic sleep restriction and total sleep deprivation, *Sleep*, *2*, 117-126.

题。另一个发现也很有启发意义:当人们在两周内每晚睡眠时间被限制在 4 个小时以内,其思维能力与那些连续两晚被剥夺睡眠的人一样糟糕。在短短的几天内,每晚睡眠时间不足 8 小时对大脑的损害确实很大。

睡眠时间短的人还有一个令人担忧的倾向:即使他们的认知表现出现了问题,但仍以为自己的思维能力还行。奇怪的是,这种倾向并不适用于一夜未眠的人,因为他们已经意识到自己已经身心俱疲了。如果有同事吹嘘自己在完成一个项目时没怎么睡觉,但仍能继续工作——他的判断可能失误了。

那么睡得太多,也就是所谓的长睡眠呢?虽然时不时睡个懒觉没什么不好,但多项研究发现,每晚睡眠经常超过 9 小时[193]会对问题解决能力、语言和整体思维能力产生负面影响。在工业化国家和地区,这种情况比睡眠时间短少见,但如果经常这样,就有造成认知障碍的风险。

就总体健康而言,睡眠时间短,尤其是每晚睡眠时间不足 6 小时,会带来许多健康问题[194],包括增加患糖尿病、高血压、心脏病和肥胖症的风险,这些病症有时也与长睡眠有关。鉴于睡眠过少或过多对身体和脑健康的影响,想方设法让自己保持 7～8 小时的最佳睡眠时间

---

[193] 参见 J. S. Randolph and J. J. Randolph (2013).

[194] 一项包括 150 多项研究、涉及 500 万人的大型综述和元分析得出了最为可靠的发现:O. Itani et al. (2017), Short sleep duration and health outcomes: A systematic review, meta-analysis, and meta-regression, *Sleep Medicine*, *32*, 246-256. 另一项评估长睡眠健康效应的研究:M. Jike et al. (2018), Long sleep duration and health outcomes: A systematic review, meta-analysis and meta-regression, *Sleep Medicine Reviews*, *39*, 25-36.

显得尤为重要。接下来，我们将讨论一些对此有所帮助的策略。

你的睡眠“卫生”吗？

有时，睡眠问题——包括对脑健康有负面影响的问题——与我们在一天结束时如何放松有关。与促进睡眠质量有关的一类习惯就是所谓的睡眠卫生（sleep hygiene）。睡眠卫生的一个重要方面是睡前习惯。准备上床睡觉时，你是在盯着手机、电视或平板电脑？还是在做一些放松的事情，比如读书、洗澡或冥想？规律的睡前习惯包括可以放松身体和精神的活动，这有助于调整你的昼夜节律，让你渐渐地进入宁静的梦乡。

与此相关的一点是我们入睡和第二天醒来的时间。虽然不可能一直这样，但保持固定的上床睡觉时间，并在7～8小时后醒来迎接新的一天，可以训练你的大脑识别何时休息、何时起床。睡眠或起床时间不固定会导致睡眠周期紊乱，包括周末总是睡得很晚，这会让你的身体难以适应。

你注意到饮食与入睡困难之间的关系了吗？咖啡因是导致睡眠质量差的罪魁祸首之一。下午摄入咖啡、碳酸饮料，甚至巧克力等含咖啡因的食物都会影响睡眠。吃辛辣或油腻食物也会影响一些人的睡眠。

睡眠卫生的另一方面涉及我们与床的关联。在床上吃东西、工作和玩手机都会塑造大脑，让大脑认为床是一个多任务处理区，而不是用来放松的地方。这些关联会干扰睡眠过程，特别是影响我们一夜的睡眠质量。

监控自己在睡眠卫生方面的表现可能会对你有所启发。我们无法直接意识到的日常生活和行为习惯与你正在经历的睡眠困难有着明显的关系。随着对睡前几分钟或几小时所做事有更多的认识,我们会发现一些需要改变的,能让我们尽可能多睡一会儿的事情。

午后小憩的乐趣及其对脑健康的益处

你多久午睡一次?虽然对午睡的看法不一,但有关午睡和大脑的科学研究表明,午睡是促进脑健康的良策。上大学时,我的一位老师每天都会坚持午睡20分钟。他在门上贴了一个写着"ZZZ"的便签,提醒别人给他十几分钟的时间。当时我认为这对成年人来说是一个不寻常的习惯。现在回想起来,我意识到,这位老师是我认识的人中工作效率最高、最勤奋的。除了午睡时间,他非常投入、精力充沛,满脑子都是很棒(且可行的)的想法。我们现在知道,科学显然是支持午睡的。

简而言之,午睡对脑健康有着众所周知的积极影响。一些研究表明,午睡可以提高我们的执行功能[195],尤其是工作记忆。工作记忆的增强令我们午睡后能更好地获取信息。午睡还能增强巩固和保持新记忆的能力,并能提高我们加工情绪信息和管理压力的能力。

神经科学研究表明,从生物学角度来讲,午睡对清除腺苷(adeno-

〔195〕 参见 J. Mantua and R. M. C. Spencer (2017), Exploring the nap paradox: Are mid-day sleep bouts a friend or foe? *Sleep Medicine*, *37*, 88-97;又见 B. Faraut et al. (2017), Napping: A public health issue. From epidemiological to laboratory studies, *Sleep Medicine Reviews*, *35*, 85-100.

sine)特别有帮助[196],腺苷是大脑中一种重要的神经调质,在一天中不断积累,会增加我们的困倦感。如果你喜欢喝咖啡,你对腺苷的作用一定不陌生[197]。咖啡因能减少腺苷对大脑的影响,有助于提高我们的警觉性。还有证据表明,午睡能减轻身体免疫系统引发的炎症反应[198]。我们已经提到过,炎症反应与大脑问题有关。

午睡时间长短也很重要。研究表明,少于 30 分钟的午睡[199]与最佳的认知和健康效果有关。最佳时间是 10～20 分钟,尤其是在午睡后提升警觉性和加工速度方面。需要注意的是,一旦午睡后轻微乏力(指没完全睡醒)消失,脑力就会得到提升。此外,午后小憩[200],特别是在下午早些时候,似乎比在上午打个盹更能提高认知能力。

然而,健康的午睡是有前提条件的。夜间睡眠时间达到 7～8 小时的理想状态,午睡对大脑和身体健康就是有益的。如果你需要频繁地小睡,就说明你的夜间睡眠有问题[201]。此外,午睡持续时间超过 30

---

[196] 参见 J. Mantua and R. M. C. Spencer (2017).

[197] 参见 C. F. Reichert et al. (2016), Sleep-wake regulation and its impact on working memory performance: The role of adenosine, *Biology*, *5*, 11, doi: 10. 3390/biology5010011.

[198] 参见 B. Faraut et al. (2015), Napping reverses the salivary interleukin-6 and urinary norepinephrine changes induced by sleep restriction, *Journal of Clinical Endocrinology and Metabolism*, *100*(3), E416-E426.

[199] 参见 C. J. Hilditch et al. (2017), A review of short naps and sleep inertia: Do naps of 30 min or less really avoid sleep inertia and slow-wave sleep? *Sleep Medicine*, *32*, 176-190.

[200] 参见 N. Lovato and L. Lack (2010), The effects of napping on cognitive functioning, *Progress in Brain Research*, *185*, 155-166.

[201] 参见 S. E. Goldman et al. (2015), Association between nighttime sleep and napping in older adults, *Sleep*, *31*(5), 733-740.

分钟[202](尤其是 60 分钟以上)可能不会获得持久的益处,反而更容易患抑郁症、心血管疾病或出现其他健康问题。午睡时间过长也会扰乱睡眠周期。长时间午睡后,身体在晚间睡眠前会失去紧迫感,从而扰乱启动和维持整夜睡眠的能力。因此,小睡片刻对于促进身体和脑健康是个不错的选择。

目标与感恩

在学术研究中,变量之间的关系有时出人意料,或者至少乍一看并不好理解。本节将介绍两个你可能没想到会出现在与睡眠有关的内容里的主题:生活目标和感恩。

生活目标明确的人[203]——以个人价值观和信念感指引个体行为——往往更长寿,脑卒中、轻度认知障碍和阿尔茨海默病等患病风险也更低。但是你知道生活目标也与睡眠质量有关吗?信不信由你,多项研究已经阐明了这种联系。一项为期 4 年的研究调查了 4000 多人的睡眠问题和生活目标[204]。考虑到参与者的数量和追踪时间,开展这项研究并不容易。调查内容包括总体健康问题、情绪问题、睡眠

---

[202] 参见 K.-I. Jung et al. (2012), Gender differences in nighttime sleep and daytime napping as predictors of mortality in older adults: The Rancho Bernardo Study, *Sleep Medicine*, *14*, 12-19.

[203] 有关生活目标和降低认知障碍患病风险的研究实例,参见 P. A. Boyle et al. (2010), Effect of a purpose in life on risk of incident Alzheimer disease and mild cognitive impairment in community-dwelling older persons, *Archives of General Psychiatry*, *67*(3), 304-310.

[204] 参见 E. S. Kim et al. (2015), Purpose in life and incidence of sleep disturbances, *Journal of Behavioral Medicine*, *38*, 590-597.

障碍和生活目标(如"我的生活有方向感和目标感")。

研究人员发现,生活有意义的人的睡眠问题要少得多。那些目标感最强的人生活质量最好:生活目标量表得分每提升一级,睡眠问题发生的概率就会降低16%。由于这项研究的设计控制了可能影响结果的混淆因素(如抑郁、焦虑和健康问题),一个人的目标感似乎真的与睡眠好坏有关。

其他研究发现,过有意义的生活能减少睡眠呼吸暂停或不宁腿综合征等睡眠相关疾病的患病风险[205]。一种可能性是,当你觉得自己的生活有一个有意义的目标时,就有动力去选择更好的生活方式——健康饮食、锻炼身体、参与社交,包括优先考虑睡眠,改善整体健康。

还有一件你不一定会将其与睡眠满意度联系起来的事:在日常生活中表达感恩的频率。在过去的几年里,感恩对心理韧性(resilience)和总体健康的强大影响受到了科学界的广泛关注。一些研究也证实了它对睡眠的影响。例如,当进行感恩练习时——如定期在日记中记录感激之情[206],人们报告说自己的睡眠质量有所改善。研究表明这种效果立竿见影,这说明即使是小的改变,也会对睡眠(及生活)质量产生重要的影响。

虽然目前尚不清楚为什么感恩能提高睡眠质量,但有证据表明,

---

[205] 参见 A. D. Turner et al. (2017), Is purpose in life associated with less sleep disturbance in older adults? *Sleep Science and Practice*, *1*, 14, doi: 10.1186/s41606-017-0015-6.

[206] 参见 M. Jackowska et al. (2016), The impact of a brief gratitude intervention on subjective well-being, biology and sleep, *Journal of Health Psychology*, *21* (10), 2207-2217, doi: 10.1177/1359105315572455.

当人们在感恩时,晚上烦恼的想法就会减少[207]。也许反思生活中的美好事物,能减少我们因压力和日常挑战而产生的杂念。

睡眠呼吸暂停

常见的与睡眠有关的呼吸暂停是阻塞性睡眠呼吸暂停(obstructive sleep apnea, OSA)。OSA在中年时期更常见,也经常发生在老年人身上:男性和女性患者比例分别多达50%和25%。患者整个晚上会经历数十甚至数百次的呼吸暂停——大脑短暂缺氧。我的许多病人震惊地发现,如果不及时治疗睡眠呼吸暂停的话,它会对大脑结构和认知功能造成相当大的影响。

尽管科学家提出并研究了几种可能性,但到底为什么会出现这个情况,目前尚不清楚。其中一个原因是前一天晚上睡眠不足,白天困倦而导致大脑出现加工速度减慢、注意不集中和记忆减退等问题。虽然有证据支持这一假设,但人们在有效治疗OSA后,尽管嗜睡症状有所减少,却仍然会出现记忆和其他认知问题。

另一种假设是,OSA引起的多次呼吸暂停会对大脑造成持久的损害。大脑中的一些结构,包括对记忆至关重要的海马,特别容易受缺氧的影响[208]。OSA会使海马萎缩,并对杏仁核、丘脑和额叶等结

[207] 参见A. M. Wood et al. (2009), Gratitude influences sleep through the mechanism of pre-sleep cognitions, *Journal of Psychosomatic Research*, *66*, 43-48.

[208] 参见R. S. Bucks et al. (2017), Reviewing the relationship between OSA and cognition: Where do we go from here? *Respirology*, *22*, 1253-1261.

构产生负面影响。

并非所有的睡眠呼吸暂停患者都会出现认知障碍。但对于有此症状的人来说,他们的注意和记忆会受到影响[209],信息加工速度和视觉空间能力也会遭受冲击。并且,他们在问题解决、工作记忆和思维灵活性等多种执行功能方面也会出现问题。睡眠研究人员还发现,睡眠呼吸暂停患者比其他人更早地出现认知变化(包括痴呆)[210]。

幸运的是,使用持续气道正压通气(continuous positive airway pressure, CPAP)设备可以缓解这些变化。这种设备在睡眠时可以持续提供正压气流,就算不能消除整夜多次的呼吸暂停,也能将其减少到最低程度。坚持使用 CPAP 的人在记忆、注意和执行功能等多个方面的能力都有所提高[211]。不过,根据睡眠呼吸暂停的严重程度及病程,一些认知障碍可能会持续存在。

对持续存在的睡眠问题进行评估是非常重要的,因为相关治疗可以保护大脑免受进一步损伤,并有可能逆转已经发生的变化。

---

[209] 有关睡眠呼吸暂停患者认知问题的研究,参见 M. Olaithe et al.(2018), Cognitive deficits in obstructive sleep apnea: Insights from a meta-review and comparison with deficits observed in COPD, insomnia, and sleep deprivation, *Sleep Medicine Reviews*, *38*, 39-49; Y. Leng et al.(2017), Association of sleep-disordered breathing with cognitive function and risk of cognitive impairment: A systematic review and meta-analysis, *JAMA Neurology*, *74*(10), 1237-1245; 以及 R. S. Bucks et al.(2017).

[210] 参见 R. S. Osorio et al.(2015), Sleep-disordered breathing advances cognitive decline in the elderly, *Neurology*, *84*, 1964-1971.

[211] 有研究显示,使用 CPAP 治疗,患者的执行功能得到了改善,参见 M. Olaithe and R. S. Bucks(2013), Executive dysfunction in OSA before and after treatment: A meta-analysis, *Sleep*, *36*(9), 1297-1305.

早起的鸟儿有虫吃?

你可能听说过一个议题:推迟青少年的上课时间。青少年往往比上小学和初中的孩子睡得晚,不只是因为随处可见的电子屏幕和社交媒体,而是青少年的大脑在经历一些影响睡眠的显著变化。昼夜节律的变化使青少年直到很晚才会有睡意。褪黑素有助于睡眠,但对于青少年的大脑和身体来说,分泌褪黑素需要更长的时间,从而推迟了入睡的时间。

由于这些生理变化,上课特别早的青少年往往睡眠不足,而青少年的理想睡眠时间是每晚 8.5～9.5 小时。结果是:上课时间较早(一般指早上 8 点或更早)的地区的学生在学业、认知和情绪方面存在各种问题。这些问题包括成绩下降、注意和执行功能减弱、违纪和抑郁。甚至连驾驶也会受到影响,上课时间较早的地区的校车司机[212]发生交通事故的风险要高得多。这可能是由于睡眠不足对信息加工速度产生了负面影响[213],困倦令人的反应速度变慢。

---

[212] 该领域较全面的研究,参见 K. Wahlstrom et al. (2014), *Examining the Impact of Later School Start Times on the Health and Academic Performance of High School Students: A Multi-Site Study*, St. Paul, MN: Center for Applied Research and Educational Improvement, University of Minnesota; 又见 J. A. Owens et al. (2010), Impact of delaying school start time on adolescent sleep, mood, and behavior, *Archives of Pediatrics and Adolescent Medicine*, *164*(7), 608-614.

[213] 参见 M. Cohen-Zion et al. (2016), Effects of partial sleep deprivation on information processing speed in adolescence, *Journal of the International Neuropsychological Society*, *22*, 1-11.

相反，研究还发现，学生进校时间越晚、睡眠时间越长[214]，就越有可能在各个方面做出积极的反应。不言而喻，当他们充分休息好了，在课堂上会表现得更有精神，注意也更集中；上学更规律，成绩也更好，在考试中得分更高，上学路上也更安全。还有证据证实，上课时间推迟的孩子能与家人更好地互动[215]，情绪和行为问题也更少。

考虑到增加睡眠时间的多种益处，美国心理学会、美国儿科学会和美国医学会等建议的上课时间为不早于早上8：30。鉴于推行延迟上课时间的决定可能会遇到组织和政策方面的挑战，美国医学会的William Kobler博士明确了这一问题的基本要点："对青少年健康的益处远远超过所有潜在的负面影响。"美国许多学区都听取了这一建议，也许你也可以在合适的时机提出这一议题。

基本要点

希望你能学到一些关于睡眠和脑健康的新知识，以下是几个需要牢记的要点：

---

〔214〕一项研究利用腕式活动监测器准确测量入睡和起床时间，参见G. P. Dunster et al. (2018), Sleepmorein Seattle: Later school start times are associated with more sleep and better performance in high school students, *Science Advances*, *4*, eaau6200.

〔215〕一项研究发现，上课时间推迟45分钟后，纪律问题减少了，参见P. V. Thacher and S. V. Onyper (2016), Longitudinal outcomes of start time delay on sleep, behavior, and achievement in high school, *Sleep*, *39*(2), 271-281.

- 大多数人的理想睡眠时间是每晚7～8小时。
- 每晚睡眠时间不足6小时(睡眠时间短)与注意、工作记忆和加工速度下降等多种认知问题有关。
- 每晚睡眠时间超过9小时(长时间睡眠)也会导致认知障碍。
- 从认知角度来看,补觉(工作日睡短觉,周末睡长觉)是有风险的。
- 注意睡眠卫生,如避免下午摄入咖啡因、不在床上看电视或其他电子屏幕、睡前做一些放松的事情、保持有规律的睡眠和起床时间,都能促进健康睡眠。
- 表达感激之情和有明确的生活目标会对睡眠质量产生积极的影响。
- 午休不超过30分钟可以增强工作记忆、学习和记忆巩固等认知能力。
- 睡眠呼吸暂停,尤其是在未得到及时治疗的情况下,会对注意、加工速度、记忆和执行功能等多种认知能力造成负面影响。
- 使用CPAP治疗睡眠呼吸暂停可以改善认知能力。
- 早上8∶30或更晚上课的高中生学习成绩更好、情绪更健康、发生交通事故的概率也更低。

关键问题：改善睡眠的个人规划

我现在的睡眠状况是(选一项)：

______很好；基本上没有问题

______偶尔出现问题

______问题不少

______很多问题

我对自己的睡眠时间是否满意？______（是/否）

我每晚的睡眠时间：____

每周我的睡眠问题发生频率（选一项）：

______少于1次

______1次

______2到3次

______4次或更多

可能影响我睡眠的习惯（睡前看电子屏幕，晚间食用含咖啡因、高脂肪或辛辣的食物，入睡或起床时间不规律，等等）：

____

____

我可以从以下两个方面尝试改善睡眠习惯和质量：

1. ____

2. ____

对于上述第一个方面，我可以使用的策略：

____

____

对于上述第二个方面，我可以使用的策略：

本周能采取的改善睡眠的小措施：

本月能采取的改善睡眠的小措施：

未来 3 个月，我为自己设定的睡眠目标：

未来 6 个月，我为自己设定的睡眠目标：

我从本章中学到的能帮助我改善睡眠的知识：

改善睡眠如何与我目前的价值观保持一致：

10

舒缓紧张的大脑

压力(又称应激)是生活的一部分。截止日期、工作项目、社交互动或即将发生的事件都会给我们带来压力。本杰明·富兰克林曾说,生命中唯一确定的事情就是死亡和纳税。我想补充的是,被某事弄得焦头烂额或不知所措也是一种普遍的经历。

当为人们进行认知评估时,我有时会发现其所说的记忆问题的主要原因并不是与大脑有关的疾病。压力会对我们的情绪和思维能力产生强大的影响,单凭这一点就能解释为什么有些人总是觉得自己注意不集中或记性不好。

举个例子,Alex是两个孩子的父亲,从事销售工作,最近晋升到管理岗位后,他的工作强度陡然加大。尽管他很高兴能升职,但却觉得自己无法集中精力完成任务,也无法回忆起最近学到的东西。尽管他在日常生活中抱怨有认知问题，但在他就诊时，简短的认知筛查测试得分是正常的。在诊疗过程中，他报告有中度焦虑（他认为是压力所致），但在记忆、注意和问题解决能力的测试中表现良好。他愿意为自己制订更好的压力管理策略，在得知自己没有脑部疾病后感到很欣慰。本章，我们还将讨论压力对效率和生产力的影响。

作为 CAPE 模型中“P”的其中一点，有效管理压力是预防认知问题的有效方法。急性压力会暂时“劫持”我们的大脑，慢性压力会导致多种思维能力出现问题甚至会使大脑结构萎缩。幸运的是，一个好的管理压力的“工具箱”可以促进脑健康，改善生活质量。让我们先来看看科学界是如何看待压力和大脑的。

科学背景

我们每个人都会经历日常压力。在工作时或在家里感觉力不从心，为支付账单而苦恼，与同事或家人互动感到很困难——这些都是。压力很难具体定义，但当我们看到或感受到时就会知道。也可以说，对一个人来说是压力的事，对另一个人则是激励。公共演讲就是一个典型的例子：有些人喜欢在别人面前传授自己的经验，而另一些人宁愿埋头苦干。

我们的压力感也会随着时间的推移而改变。早些时候的压力现在可能已不再是个问题。有些人在学开车时讨厌侧方停车，但后来却享受把车恰到好处地停在唯一空位上的乐趣。第一次尝试做一些事情可能会令人沮丧、尴尬，甚至苦不堪言；经过一段时间的练习后，我们就会摆脱压力，乐在其中。

科学地应对压力对日常生活具有重要意义。压力研究起初看起来似乎有悖直觉。例如，经典的耶基斯-多德森定律（Yerkes-Dodson law）[216]（图 10.1）。

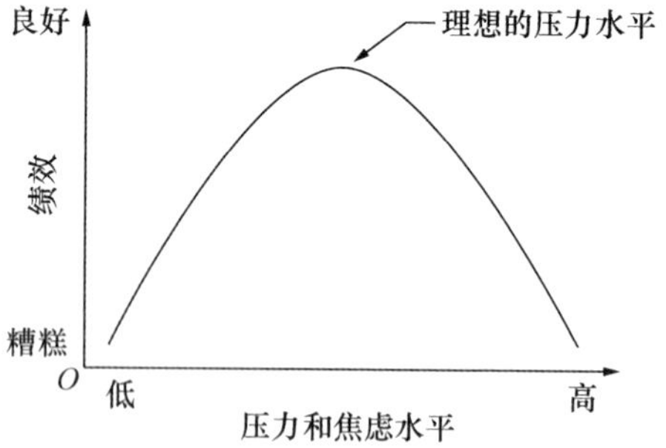

图 10.1　耶基斯-多德森定律示意

耶基斯-多德森定律是对应激反应最经典的描述，至今仍对我们具有现实意义。从中得出的主要启示是：有些压力其实是件好事。问题在于，当压力骤增，压得我们喘不过来气，或当没有压力而觉得无聊时。适度的压力会激发和调动我们积极行动。想想即将到来的截止日期是如何促使我们启动工作计划的，或在同事面前演讲是如何激发我们努力规划要点的。不同程度的压力与行为之间呈倒 U 形曲线关系：压力过大或过小都不好，适中才是最理想的状态。

---

[216] 参见 R. M. Yerkes and J. D. Dodson (1908), The relation of strength of stimulus to rapidity of habit-formation, *Journal of Comparative Neurology and Psychology*, *18*, 459-482；相关研究参见 K. H. Teigen (1994), Yerkes-Dodson: A law for all seasons, *Theory & Psychology*, *4*(4), 525-547.

当压力相当大时，我们会变得注意分散、感到焦虑和耗竭。正如心理学家 Daniel Goleman 创造了一个适用于这种负面状态、诙谐却具有描述性的术语[217]：杏仁核劫持。压力过大且难以采取有效策略减轻压力，会导致大脑某些区域比平时使用更多的生理性资源。当人们感受到某种威胁时，大脑的火警——杏仁核会发出警报，而当压力进入危险区时，杏仁核会凌驾于理性解决问题的额叶之上。实际上，一些研究表明，在压力状态下，杏仁核和额叶之间的联系基本上被切断[218]，从而使人难以进行有效的思考和推理。当然，目的是让杏仁核冷静下来，从而重新激活额叶皮质。但说起来容易做起来难，稍后，我们将按照这个思路探讨一些简单而有力的策略，真正减少应激反应。

另一个需要考虑的关键点是，我们所感受到的压力基于我们对应激源的感知和评估。可以说，一个特定的情境或活动终究不如我们如何亲身诠释其意义重要。实际上，这是一种被称为认知行为疗法的心理治疗的基础，意思是我们的情绪（包括因压力而产生的）与我们的想法和信念直接相关。乐观的想法会带来积极的情绪；消极的想法会劫持我们的大脑，导致焦虑、压力和抑郁。

压力诱发的杏仁核劫持源于一个更大的系统，即下丘脑-垂体-肾上腺轴（HPA）。该系统通过释放两种关键的应激激素——肾上腺素和皮质醇，帮助我们对环境威胁快速做出反应和调整。一旦这些激素

[217] 参见 D. Goleman（2005），*Emotional Intelligence：Why It Can Matter More than IQ*，New York，NY：Bantam Books.

[218] 参见 H. Jovanovic et al.（2011），Chronic stress is linked to 5-HT1A receptor changes and functional disintegration of the limbic networks，*NeuroImage*，*55*，1178-1188.

开始循环，身体就会出现典型的战斗–逃跑反应。五万年前，这种反应可能会令人类躲在灌木丛后向剑齿虎投掷长矛，或拼命跑到安全的地方。

时至今日，同样的生理反应会对大脑和身体造成困扰，尤其是当我们日复一日地承受压力时。比起凶猛的捕食者，环境中的威胁可能是一封充满敌意的电子邮件、同事鄙夷的目光或是与伙伴的激烈争论。但对大脑来说，这些经历是等同的，会激活应激反应，并可能导致长期的负面情绪。

压力过大和认知挑战

压力和认知能力并不能友好地结合在一起。应激反应时释放的皮质醇会让我们做好行动的准备，但如果压力持续下去，会对大脑造成不良影响。事实上，皮质醇过多会对大脑的加工速度、记忆和执行功能等多种认知能力产生负面影响[219]。从长远来看，皮质醇具有神经毒性，它会杀死神经元，甚至缩小大脑的多个区域。海马是受压力影响最严重的区域之一[220]，当我们压力过大时，记忆会出现减退。海

[219] 这项研究的一个实例，参见 C. E. Franz et al.（2011），Cross-sectional and 35-year longitudinal assessment of salivary cortisol and cognitive functioning：The Vietnam Era Twin Study of Aging，*Psychoneuroendocrinology*，*36*，1040-1052.

[220] 参见 M.-K. Sun and D. L. Alkon (2014)，Stress：Perspectives on its impact on cognition and pharmacological treatment，*Behavioural Pharmacology*，*25*，410-424；又见 H. Jovanovic et al.（2011）.

马尤为脆弱,因为它有大量糖皮质激素受体[221],即神经元上皮质醇附着的部分。额叶充满了类型相同的受体,这也是压力会损害执行功能的原因之一。

思维灵活性是我们在日常生活中所需的主要执行功能之一[222],即遇到突发状况时随机应变或创造新解决方案的能力,它受压力的影响尤为明显。想想这个能力有多么重要。上一次你因为意外情况而需要改变行程是什么时候?或在驾驶途中,遇到一个施工封闭路段,需要重新规划路线?或者意识到别人的观点虽然与自己不同,但也有可取之处,需要进一步考虑时?在压力下,我们看待事物的方式会变得更加死板,甚至僵化。这会干扰我们要做出的决定或与他人的互动。

一些研究着眼于当前的压力如何影响我们的思维能力。一项研究让人们参与两项公认的压力很大的活动[223]。首先,他们必须发表演讲,描述其加入律师事务所或进入商学院的意愿。然后做5分钟的心算。这真是一段"美好"时光:这两项任务都是在一组穿着白大褂、做着笔记且没有表现出赞许的科学家面前完成的。参与者还会被录像和录音,并被告知他们的表现稍后将由专家进行分析。这可不是一

---

[221] 参见 J. C. Pruessner et al. (2005), Self-esteem, locus of control, hippocampal volume, and cortisol regulation in young and old adulthood, *NeuroImage*, *28*, 815-826.

[222] 参见 G. S. Shields et al. (2016), The effects of acute stress on core executive functions: A meta-analysis and comparison with cortisol, *Neuroscience and Biobehavioral Reviews*, *68*, 651-668.

[223] 参见 J. K. Alexander et al. (2007), Beta-adrenergic modulation of cognitive flexibility during stress, *Journal of Cognitive Neuroscience*, *19*(3), 468-478.

个友好的环境。

在实验过程中，参与者会被打断，并完成问题解决和创造力的测试，比如尽快排列打乱字母顺序的单词（说起来容易做起来难）。实验中处于“压力”条件的人都会面临上述这种情况。但处在“控制”条件下的人一直在做一些相当温和的事情，比如在空荡的房间里朗读或大声数数。研究发现，当人们感到压力过大时，他们在灵活思考时会遇到更多的困难，更难排列单词，需要更多的时间来解决遇到的问题。奇怪的是，视觉记忆和精细动作协调等其他能力并没有受到压力的影响。似乎压力只对某些基本执行功能产生了明显的负面影响。

Beth 是我的一个病人，她对自己在瞬时信息记忆方面的问题感到担忧，比如记不住新朋友的名字，或想不起来自己为什么会走进家里的某个房间。此外，由于被解雇和经济困难，她承受着巨大的压力。幸运的是，心理学评估结果表明，她的认知能力基本完好，只有一些细微的不足。

我告诉她，她的心理压力可能会影响其工作记忆，即她在短时间内掌控和加工信息的能力，一旦生活稳定下来（比如找到一份新工作），她的情况可能会有所改善。正如我们在第 3 章中提到的，我们所说的“记忆问题”实际上有很多含义。在 Beth 的案例中，她在工作记忆方面有轻度困难，但在情景或语义记忆等方面却没有问题。

正如 Beth 的例子，工作记忆是另一种受压力严重影响的执行功能。一些研究发现，压力会干扰信息的短暂记忆[224]，但不一定会影响记忆的其他方面。压力可能会瞬间分散我们的注意力，但并不一定会影响对新事物的记忆。

从更广泛的角度来看，压力的体验，尤其是当我们感觉无法掌控局面时，会影响执行功能及其脑区——额叶皮质。我们可以从思维灵活性和工作记忆的下降中看到这一点：当我们处于压力之下，问题会以更冲动的反应方式出现[225]（如滥用药物或暴饮暴食）。

前面我们讨论了耶基斯-多德森定律的倒U形曲线，描述了压力对行为表现的影响，即压力过大或过小都不是好事。最佳状态是介于两者之间——适度的压力让我们保持动机和参与度。当我们考虑为什么这个倒U形曲线能很好地描述压力水平时，情况就会变得更加复杂。看起来多巴胺和去甲肾上腺素这两种神经递质的水平决定了压力对认知能力的影响程度[226]。这些过量的大脑化学物质会导致我们对某些事物产生消极反应，并损害额叶功能，尤其是工作记忆。而这些物质分泌不足，则会让我们感到疲惫和无聊。值得注意的是，主要的应激激素——皮质醇，也往往遵循同样的倒U形曲线。

---

[224] 参见 M. Luethi et al.（2009），Stress effects on working memory，explicit memory，and implicit memory for neutral and emotional stimuli in healthy men，*Frontiers in Behavioral Neuroscience*，*2*，article 5，doi:10.3389/neuro.08.005.2008.

[225] 参见 A. F. T. Arnsten（2009），Stress signaling pathways that impair prefrontal cortex structure and function，*Nature Reviews Neuroscience*，*10*(6)，410-422.

[226] 同上。

一项研究探究了一种被很多人认为压力很大的情况:备战大考[227]。研究对象是准备医师资格考试的医学生,研究者要求他们把注意力从一件事转移到另一件事上,同时用功能性磁共振成像(functional magnetic resonance imaging, fMRI)监测其大脑活动。当把这些学生与控制组被试(压力较小的人)进行比较时,发现前者更难集中注意。更令人担忧的是,这些学生多个大脑区域之间的连接比平时要少:额叶与顶叶及其他区域之间的沟通不畅。研究人员认为,学生的压力会导致额叶短路,使其不能很好地与大脑的其他部分连接起来。

但是,考试结束一个月后,当学生们更放松时,他们的大脑功能就恢复正常了。这些学生的额叶恢复了与其他脑区的连接,基本上恢复到了无压力下的状态。这项研究阐明了大多数人感同身受的问题:在压力下,我们会失去理智!科学研究清楚地表明,压力确实会扰乱我们的大脑,尤其是影响额叶和执行功能。压力消失,我们恢复了平静,更笼统地说,我们又找回了自我。

请注意,大脑因压力而重连是可塑性的一个很好的例子。大脑会随着个人经历发生积极和消极的变化,而这些变化并不一定是永久的。与多年前神经科学家所说的不同,大脑在早期发育后并不是一成不变的;相反,它在整个生命过程中始终处于运动状态,被各种经历所左右。

---

[227] 参见 C. Liston et al. (2009), Psychosocial stress reversibly disrupts prefrontal processing and attentional control, *Proceedings of the National Academy of Sciences USA*, *106*(3), 912-917.

压力的持久影响

我们已经知道，短暂的压力会对我们的思维能力，尤其是执行功能造成困扰。那长期积累的压力呢？长期的压力（即慢性应激）会对大脑的外观和运作产生额外的负面影响。一些发人深省的研究阐明了持续的压力给大脑带来的负担。

研究调查了几个月内压力性生活事件（比如财务问题、失业或重要关系的结束）发生的频率[228]与大脑变化的关系。在一项研究中，人们在 3 个月内经历的压力性事件越频繁，多个大脑区域就变得越小。因压力而容量减少的脑区包括记忆宝库海马和促进注意集中的扣带回皮质。因此，长期处于压力下的人们在学习和记忆新事物方面会遇到问题，这是可以理解的。可能是由于皮质醇的毒性作用，大脑中与这些能力相关的区域在压力下确实会萎缩。

与此相关的一项追踪研究探究了 20 年间压力对大脑的影响[229]。研究人员要求一组女性参与者每隔一两年对她们所感知到的压力进行一次评估，然后 20 年后对她们进行脑部磁共振成像扫描。研究人员试图将女性的压力评级与大脑不同区域的大小进行相关分析，以了解长期压力对大脑的影响。研究显示，参与者报告的压力越大，海马和额叶区域（眶额皮质）的脑容量就越少，这表明长期压力对大脑的影

[228] 参见 S. A. Papagni et al. (2011), Effects of stressful life events on human brain structure: A longitudinal voxel-based morphometry study, *Stress*, *14*(2), 227-232.

[229] 参见 P. J. Gianaros et al. (2007), Prospective reports of chronic life stress predict decreased grey matter volume in the hippocampus, *NeuroImage*, *35*, 795-803.

响是真实存在的。

其他研究也基本得到了同样的结论，尤其是长期压力对前额叶皮质多个区域的有害影响[230]。而在60多岁的成年人中，那些报告过去10年压力较大的人[231]被诊断为轻度认知障碍的可能性，要比压力较小的人高40%左右。不言而喻，持久的压力会对身体和大脑造成严重伤害。

科学研究表明，即使是单一应激或创伤性事件也会对大脑产生持续影响。例如，一项研究调查了位于"9·11"恐怖袭击事件发生地2.5千米范围内的人[232]。3年多后，靠近袭击地点的人与住在数百千米之外的人相比，其海马、杏仁核和部分前额叶皮质等几个部位的脑容量有所减少。需要注意的是，这些人并没有创伤后应激障碍等心理问题，因此，像这种更严重的后果无法解释该研究结论。这说明，仅仅是接触到这样的痛苦经历，大脑就会发生改变。

同样重要的是要认识到，急性和慢性应激导致的脑容量减少并不一定意味着认知能力减弱。有些人会出现这种情况，但另一些人的认知能力保持完好。不过，在其他条件等同的情况下，脑容量越大越理想。灰质较少不仅会导致认知障碍，还会导致心理障碍。比如，我们

---

[230] 参见 E. B. Ansell et al. (2012), Cumulative adversity and smaller gray matter volume in medial prefrontal, anterior cingulate, and insula regions, *Biological Psychiatry*, *72*, 57-64.

[231] 参见 R. S. Wilson et al. (2007), Chronic distress and incidence of mild cognitive impairment, *Neurology*, *68*, 2085-2092.

[232] 参见 B. L. Ganzel et al. (2008), Resilience after 9/11: Multimodal neuroimaging evidence for stress-related change in the healthy adult brain, *NeuroImage*, *40*, 788-795.

知道,心境障碍和焦虑障碍等疾病与受压力影响的大脑区域的容量减少有关。为了扭转或预防这些问题,接下来,我们来回顾一下与减轻压力和恢复大脑活力有关的科学知识。

减压策略

当我和妻子在一片红杉林中徒步旅行时,我被这壮丽的自然景色和树木在巨大逆境中坚韧不拔的精神所震撼。山火、雷击、真菌和动物栖息导致许多树木的根部几乎被完全掏空。尤其令人印象深刻的是,红杉不仅能在这些破坏性的打击中生存下来,而且还能反弹并继续生长,甚至能长到几百米的高空。一棵茂盛的红杉带给我们的启示是:成功应对日常生活中的挑战,我们能够在压力中学习和成长。

你可能听说过正念(mindfulness),或者更具体地说是正念冥想。这种压力管理和放松的策略有不同的形式,但基本要点都是保持此时此地、非评判性的自我觉察。正念在大众媒体中被广泛地提及。在大大小小的商业领域中,正念也是一种常用的策略,来帮助人们管理压力,在工作和其他方面保持专注。心理健康的流行趋势变幻莫测(有时是有充分理由的),但正念却经受住了时间的考验。部分原因是它已经有上千年的历史。

人们可以进行各种类型的正念练习。一个常见的方法就是注意自己的呼吸。试试这个:找一个舒适的坐姿,然后慢慢吸气,数到 3,注意肺部要充满新鲜的空气。屏住呼吸 1 秒钟,然后呼气,数到 3,关注离开身体的空气和压力。尝试几次(大概重复 8～10 次),同时感受你吸入的空气所带来的益处和每次呼气所释放的紧张。同时，要留意但不要评判进入你脑海的想法。这些想法来来去去，只需用心观察，不必投入太多时间。

你也可以用正念的方式完成一件日常的事情。例如，很多人不喜欢洗碗或洗衣服，尽管这两者都可以让个体专注于当下活动的细节，否则这些细节可能会被忽略。洗盘子时，注意聆听水流在盘子上的声音，用心擦去吃剩的酱汁和饭粒，专注于刷子每一次的轻扫。从烘干机中取出衣服时，与其匆匆忙忙地完成这个耗时的任务，不如用心叠好每一件衣服，一个袖子一个袖子地折，一条裤腿一条裤腿地折。这就是正念的精髓：我们所做的每一件事都是觉察当下的机会。

甚至关注特定的感觉——所谓的不费力的觉知（effortless awareness）的一部分[233]，可以提高我们关注自身体验的能力。只需留意在任一时刻我们使用最多的感官，比如我们的所见所闻。占主导地位的感觉变化无常，这种觉察方式可以帮助我们无视压力、关注自我。

这类练习有助于减轻当下的压力。随着时间的推移，还能改善认知健康，帮助大脑恢复之前因压力而萎缩的部分。还有一点要牢记：从广义上讲，冥想有助于促进大脑半球内部及之间更丰富的连接[234]，从而提高信息加工效率和其他认知能力。我们还知道，某些类型的正

---

[233] 参见一项使用这一正念方法的认知神经科学研究 R. van Lutterveld et al. (2017), Meditation is associated with increased brain network integration, *NeuroImage*, *158*, 18-25.

[234] 参见 K. C. R. Fox et al. (2014), Is meditation associated with altered brain structure? A systematic review and meta-analysis of morphometric neuroimaging in meditation practitioners, *Neuroscience and Biobehavioral Reviews*, *43*, 48-73.

念——比如简单地标记我们的情绪状态[235],可以启动额叶,重建其对善变的杏仁核的控制。

有一种与正念有关的专门培训项目叫正念减压疗法(mindfulness-based stress reduction,MBSR)。我之所以提到这个,是因为如果你感兴趣的话,这确实是一个学习正念的好方法,尤其是它能促进脑健康。

还记得我们讨论过大脑受压力负面影响的区域吗?MBSR 从根本上逆转了这一过程:研究发现,仅仅几个月的训练,大脑就发生了积极的变化,MBSR 学员多个脑区的大小出现了增长。一项研究让人们参与为期 8 周的 MBSR[236]。研究结束时,参与者专注于当下、有效冥想和做正念瑜伽的能力有所提高。他们的大脑也变得更加强大——由于学习 MBSR 而变得更专注,左侧海马和后扣带回皮质明显变大。后扣带回皮质与内省和自我反思有关,因此这种大脑变化反映了 MBSR 所授的技能。我们已经讨论过海马对记忆的重要性,左侧海马对言语记忆尤为重要。它还与调节情绪的能力有关,当我们冥想时,这种能力也会得到提高。

前面我们回顾了不费力的觉知——一种专注于某种特定感觉的正念冥想技巧,比如我们正在看或听的东西。一些研究对这一策略及

---

[235] 参见 J. D. Creswell et al. (2007), Neural correlates of dispositional mindfulness during affect labeling, *Psychosomatic Medicine*, *69*, 560-565.

[236] 参见 B. K. Holzel et al. (2011), Mindfulness practice leads to increases in regional brain gray matter density, *Psychiatry Research*: *Neuroimaging*, *191*, 36-43.

其对大脑的影响进行了探讨。一项研究比较了经验丰富的冥想专家与冥想新手。结果发现,冥想专家的整个大脑表现出更强的整合能力[237];也就是说,多个脑区之间的连接更加紧密。这解释了另一个研究的发现,即冥想者往往能有效地长时间保持注意[238]。持续的注意需要大脑多个区域的协调,因此,冥想的“生理学因素”似乎有助于提高这一基本认知能力。

瑜伽是近年来日益流行的另一种管理压力和强身健体的活动。作为放松“干预”的一个组成部分,它有时也会被纳入正念的研究中。正如我们之前所讨论的,瑜伽对大脑有强大的影响。一项研究对坚持练习瑜伽 3 年或 3 年以上的人进行了调查[239]。相比不练习瑜伽的人,这些人表现出明显的与大脑相关的变化:通过工作记忆测试发现,他们的言语记忆关键区左侧海马更大,额叶在进行测试时的效率更高。与此相关的是,练习瑜伽对注意、加工速度、情景记忆和执行功能等认知能力有益处[240]。

还记得我们在第 3 章进行自我肯定练习时,你指出了对自己有重要意义的价值观吗?事实证明,肯定对自己重要的东西,可以帮你提高将新习惯融入生活的能力,并从更广阔的视角来看待问题。这种自

---

[237] 参见 R. van Lutterveld et al. (2017).

[238] 参见 P. Sedlmeier et al. (2012), The psychological effects of meditation: A meta-analysis, *Psychological Bulletin*, *1386*, 1139-1171.

[239] 参见 N. P. Goethe et al. (2018), Differences in brain structure and function among yoga practitioners and controls, *Frontiers in Integrative Neuroscience*, *12*, 26.

[240] 参见 N. P. Gothe et al. (2015), Yoga and cognition: A meta-analysis of chronic and acute effects, *Psychosomatic Medicine*, *77*, 784-797.

省练习也有助于减轻压力。

几年前，一项很有影响力的研究要求大学生确定其个人价值观[241]和两个优先事项（如独立性、创造性或与他人的关系），并撰写论文说明这些价值观和优先事项的重要性。对照组写出对自己最不重要的价值观，以及这些价值观为什么可能对其他人很重要。换句话说，对照组进行了反思性分析，而不是自我肯定。两组学生都承受着相当大的压力，因为他们即将迎来特别难的期中考试。研究人员还探究了人们是否觉得自我价值受到威胁，以及是否担心如果考试成绩不好，会受到别人的负面评价。压力通过自我报告和一些常见的生理学指标（尿液中肾上腺素和去甲肾上腺素）来衡量。

研究结果显示，期中考试前的自我肯定练习确实有效。研究期间，从期中考试前两周到考试当天，写出自我价值观的人的压力指标没有增加，而对照组明显增加。研究人员还发现，那些因考试成绩不理想而有危机感的人，通过自我肯定练习能最大限度地减轻压力。思考自我价值观，即使是该研究中这样的简短练习，也能带来许多心理上的好处。这似乎是普遍的，尤其是当我们因压力而感到脆弱时。

积极心理学是心理学的一个分支，研究乐观、幸福和心理韧性等积极向上的人类品质。对感恩的相关研究与我们对压力管理策略的讨论不谋而合。在一项研究中，研究人员要求人们在日记中写下他们

---

[241] 参见 D. K. Sherman et al. (2009), Psychological vulnerability and stress: The effects of self-affirmation on sympathetic nervous system responses to naturalistic stressors, *Health Psychology*, *28*(5), 554-562.

感恩的事情[242]，每周3次，持续两周。随后，研究人员对参与者的幸福感和睡眠质量等因素进行评估。除了睡眠得到改善，参与感恩练习的人更乐观、幸福感更强，血压也有所下降。因此，这种短暂的感恩干预在心理和生理上都产生了深远的影响。更普遍地说，类似的研究表明，某些类型的自我反省，比如每周写几次感恩之事，可以从各方面改善我们的生活质量和压力。不需要太长时间我们就能体验到小而积极的生活方式改变所带来的益处。

本书其他章节提及的主题也有助于压力管理和大脑功能的改善。保持良好的社交活动和精神状态、健康的饮食习惯，以及每晚7～8小时的睡眠时间都很重要。我们对运动和大脑的讨论主要集中在运动促进大脑和认知健康方面，运动也是最好的压力管理策略之一。运动量大的人(有氧运动或负重训练)的情绪调节功能往往更好[243]，压力和抑郁问题较少。向前看，为了更好的身体、情绪和脑健康，请尝试使用以上策略。

---

[242] 参见 M. Jackowska et al.（2016），The impact of a brief gratitude intervention on subjective well-being，biology and sleep. *Journal of Health Psychology*，*21*（10），2207-2217，doi：10.1177/1359105315572455.

[243] 两项大型研究进一步明确了运动对心理健康的益处。参见 S. Chekroud et al.（2018），Association between physical exercise and mental health in 1.2 million individuals in the USA between 2011 and 2015：A cross-sectional study，*Lancet Psychiatry*，*5*，739-746；以及 B. R. Gordon et al.（2018），Association of efficacy of resistance exercise training with depressive symptoms：Meta-analysis and meta-regression analysis of randomized clinical trials，*JAMA Psychiatry*，*75*（6），566-576.

基本要点

以下是与压力和脑健康有关的要点：

- 一个人认为是压力的经历，对其他人来说可能不是压力，甚至是令人快乐的。
- 某一时刻的压力，随着时间的推移或在运动之后，可能会有截然不同的感受。
- 压力会干扰海马的运作，从而导致学习新信息和回忆已有知识时出现问题。
- 压力还会影响额叶，从而导致工作记忆和思维灵活性出现问题。
- 压力会在短期和长期内影响我们的认知能力。
- 正念可以随时练习：呼吸时、洗碗时或洗衣服时。
- 坚持进行正念练习可以强化大脑，尤其是海马和额叶。
- 练习瑜伽可以扩展大脑某些区域，提高注意和加工速度等认知能力。
- 经常肯定对自己最重要的个人价值观可以显著减轻压力。
- 运动除了健脑之外，还是一种很好的压力管理策略，可以改善情绪健康。

关键问题：压力管理的个人规划

生活中让我感到最有压力的三件事：

1. ______________________________

2. ______________________________

3. ______________________________

事件 1 目前的严重等级：

不严重　　　　　　　　　　　　　　　　非常严重

0　1　2　3　4　5　6　7　8　9　10

事件 2 目前的严重等级：

不严重　　　　　　　　　　　　　　　　非常严重

0　1　2　3　4　5　6　7　8　9　10

事件 3 目前的严重等级：

不严重　　　　　　　　　　　　　　　　非常严重

0　1　2　3　4　5　6　7　8　9　10

妨碍我减轻压力的阻碍：

____

____

移除阻碍的方法：

____

____

我计划尝试的减压技巧和策略(包括以前尝试过的)：

____

____

本周我能采取的减压小措施：

____

____

本月我能采取的减压小措施：

____

____

未来 3 个月，我的压力管理目标：

____

____

未来 6 个月，我的压力管理目标：

____

____

我从本章中学到的能够帮助我进行压力管理的知识：

____

____

更好的压力管理如何与我当前的价值观保持一致：

____

____

11

健康问题和吸烟对大脑的影响

Paul在50多岁时被诊断患有糖尿病,他一直在努力控制血糖水平。虽然他会定期监测,但有时会连续几天忘记,有时数据不怎么好。Paul用药也不规律,他的医生和妻子都提醒过他这个问题。Paul的体重有些超标,但没有其他衍生的身体或心理问题。

做神经心理学评估时,Paul说自己的注意和记忆似乎在下降。测试发现,Paul在加工速度和学习新信息能力方面有一些轻度的问题。实际上,一旦学会了,他对所学新素材的记忆保持得很好,主要是一开始很难对其进行编码。当我们讨论测试结果时,Paul惊讶地发现,糖尿病会导致认知能力下降。

在本章中,我们将介绍CAPE模型中的“P”(预防认知问题)的另一个方面——健康问题和吸烟。健康问题具体包括糖尿病、高血压和肥胖。众所周知，如果管理不当，这些疾病会损害脑健康。不幸的是，一些人想尽一切合理的措施来管理这些病症，但仍然很难控制。还有用药不遵医嘱、缺乏体育运动和不良饮食习惯等会导致更严重的健康问题，并对大脑产生负面影响。我们还知道吸烟确实对大脑有害，尤其是有潜在健康问题的人。

我们将从脑健康的角度逐一讨论以上议题，目的是：① 厘清心血管风险因素对我们思维能力的影响；② 思考减少其对大脑的负面影响的策略。更好地处理这些问题可以改善整体健康状况，提高大脑运作效率。

科学背景

糖尿病与大脑

像 Paul 这样的 2 型糖尿病（旧称成人发病型糖尿病）患者所遇到的认知问题，科学家进行了大量研究。事实证明，糖尿病会导致一些关键的思维能力出现问题[244]。其中之一是认知加工速度，也就是处理和消化新信息的速度。糖尿病患者的执行功能和学习新信息的能

〔244〕 参见 P. Palta et al.（2014），Magnitude of cognitive dysfunction in adults with type 2 diabetes：A meta-analysis of six cognitive domains and the most frequently reported neuropsychological tests within domains，*Journal of the International Neuropsychological Society*，*20*，278-291；又见 E. Pelimanni and M. Jehkonen（2019），Type 2 diabetes and cognitive functions in middle age：A meta-analysis，*Journal of the International Neuropsychology Society*，*25*(2)，215-229.

力也会下降。随着时间的推移，糖尿病患者在对话时发生找词困难的频率也会增加[245]。

如果你患有糖尿病或接受过糖尿病检测，你可能对 HbA1c（糖化血红蛋白）水平并不陌生。HbA1c 通常写作 A1c，反映了过去几个月你的血糖水平。通过指尖采血测试所得的每日血糖读数要比 A1c 的变异大得多，因此医生通常把 A1c 作为糖尿病控制情况的指标。较高的 A1c 水平会使人们面临脑卒中、肾脏或眼睛损伤等健康问题的风险。此外，它还与脑健康受损有关。

最近一项研究对数千名糖尿病患者进行了长达 10 年的追踪调查[246]，特别关注了他们的 A1c 水平和认知能力。研究人员发现，随着时间的推移，A1c 水平越高，以下两项认知能力下降越明显：言语记忆和执行功能。被减弱的执行功能是言语流畅性，测量方法是通过人们 1 分钟内能说出多少种动物的名字来判定。请注意，这项测试成绩往往与日常对话的找词困难有关。还要记住，该研究结果与其他健康或情绪问题无关，这表明血糖波动本身与思维能力下降有关。

当然，并不是每名糖尿病患者都会遇到这些困难，但他们遇到这些问题的风险更高。需要指出的是，糖尿病患者出现的认知问题通常是轻度的，而不是中度或重度的。换句话说，患者可能会出现一些明

---

[245] 参见 P. Palta et al.（2018），Diabetes and cognitive decline in older adults：The Ginkgo Evaluation of Memory Study，*Journals of Gerontology*，*Series A*：*Biological Sciences and Medical Sciences*，*73*(1)，123-130.

[246] 参见 F. Zheng et al.（2018），HbA1c，diabetes and cognitive decline：The English Longitudinal Study of Ageing，*Diabetologica*，*61*，839-848.

显的和令人不安的认知变化，但通常不会像其他疾病那样影响人的日常生活能力。

最常在儿童中确诊的 1 型糖尿病[247]可能与一些认知问题有关。1 型糖尿病患者最常见的问题是信息加工速度较慢和执行功能较弱，尤其在 7 岁之前被诊断为糖尿病的儿童。尽管如此，与较晚确诊糖尿病的患者相比，这类糖尿病患者的认知变化通常较轻。

也许你想知道糖尿病是如何影响大脑的。换句话说，为什么糖尿病患者的认知能力会发生变化？科学家认为这些变化是通过几种不同的方式发生的[248]。低血糖症和高血糖症（血液中葡萄糖含量偏低和偏高）都会对脑血管造成压力。长期的高血糖或血糖水平频繁剧烈波动会对大脑造成特定的伤害。单次低血糖或高血糖也会导致认知问题，但不会持续太久。此外，糖尿病患者的一些大脑区域可能会变小[249]，尤其是海马以及大脑皮质的额叶和颞叶。还有证据表明，患者不同大脑结构之间的连接较弱[250]，可能会导致其加工速度减慢。

值得注意的是，糖尿病是痴呆的一个风险因素，尤其是对中年时

---

[247] 参见 C. M. Ryan et al. (2016), Neurocognitive consequences of diabetes, *American Psychologist*, *71*(7), 563-576.

[248] 有关这一主题的精彩综述，参见 Ryan et al. (2016).

[249] 参见 C. Moran et al. (2013), Brain atrophy in type 2 diabetes: Regional distribution and influence on cognition, *Diabetes Care*, *36*, 4036-4042.

[250] 参见 Y. D. Reijmer et al. (2013), Disruption of the cerebral white matter network is related to slowing of information processing speed in patients with type 2 diabetes, *Diabetes*, *62*, 2112-2115. 又见 C. Qiu et al. (2014), Diabetes, markers of brain pathology and cognitive function: The Age, Gene/Environment Susceptibility-Reykjavik Study, *Annals of Neurology*, *75*, 138-146.

期确诊的人而言[251]。不过，并非所有的痴呆都是一样的。糖尿病与最常见的阿尔茨海默病有一定的联系，但与血管性痴呆的关系更大。血管性痴呆可能由脑血管的慢性损伤或多发性小卒中（也叫微梗死）引起。糖尿病通常与高血压和肥胖症等疾病同时发生，而这些疾病本身也会对大脑产生负面影响。

我们讨论过地中海饮食对脑健康的重要性。一些研究表明，坚持地中海饮食可以预防 2 型糖尿病[252]。更好地控制血糖水平与脑容量整体增大和认知能力提高有关[253]，尤其是在工作记忆方面。更普遍地说，体育运动是减少糖尿病对身体和大脑影响的最好方法之一。我们在前面的章节中提到的运动的好处同样适用于此。此外，即使运动量相对较少，增强体质也能改善整体健康状况[254]。

---

[251] 参见 A. M. Tolppanen et al. (2012), Midlife vascular risk factors and Alzheimer's disease: Evidence from epidemiological studies, *Journal of Alzheimer's Disease*, *32*, 531-540.

[252] 参见 L. Schwingshackl et al. (2014), Adherence to a Mediterranean diet and risk of diabetes: A systematic review and meta-analysis, *Public Health Nutrition*, *18*(7), 1292-1299.

[253] 参见 L. L. Launer et al. (2011), Effects of randomization to intensive glucose lowering on brain structure and function in type 2 diabetes ACCORD Memory in Diabetes Study, *Lancet Neurology*, *10*(11), 969-977; 以及 C. M. Ryan et al. (2006), Improving metabolic control leads to better working memory in adults with type 2 diabetes, *Diabetes Care*, *29*, 345-351.

[254] 一项大型研究发现，适量参加体育运动的人患糖尿病、癌症和肺病等疾病的风险明显降低，参见 A. Marques et al. (2019), Cross-sectional and prospective relationship between low-to-moderate-intensity physical activity and chronic diseases in older adults from 13 European countries, *Journal of Aging and Physical Activity*, *27*, 93-101.

高血压和肥胖症

高血压是一种相当常见的疾病，随着年龄增长其发病率越来越高。事实上，最近的一项调查发现，在美国，大约三分之一的成年人患有高血压[255]（收缩压≥140 毫米汞柱，舒张压≥90 毫米汞柱），而且在至少 15 年的时间内，患高血压的人数并没有发生实质的变化。并且这在非洲裔男性和女性中也很常见。从 60 岁开始，大多数（超过 60%）人患有高血压。

讨论这个话题的原因是，高血压不仅会导致心脏病发作和其他心血管问题，还会降低大脑功能。高血压会影响血管在整个大脑中血液有效循环的能力，还会破坏连接大脑各部分的神经纤维——白质。与高血压相关的另一个风险是脑卒中，高血压也与轻度认知障碍、痴呆和其他认知问题有关[256]。

众所周知，高血压会减弱多种认知能力[257]（尤其是记忆），对执行功能和语言能力也有影响。多项研究表明，高血压（包括中年时期的

---

[255] 参见 C. D. Fryar et al.（2017），*Hypertension Prevalence and Control among Adults：United States，2015-2016*，NCHS Data Brief，no. 289，Hyattsville，MD：National Center for Health Statistics.

[256] 许多研究都探讨了相关问题，参见 T. W. Budford（2016），Hypertension and aging，*Ageing Research Reviews*，*26*，96-111；又见 L. J. Launer et al.（2000），Midlife blood pressure and dementia：The Honolulu-Asia aging study，*Neurobiology of Aging*，*21*(1)，49-55.

[257] 一项元分析研究发现，在控制糖尿病和高胆固醇等疾病后，高血压会影响记忆和整体认知能力，参见 K. A. Gifford et al.（2013），Blood pressure and cognition among older adults：A meta-analysis，*Archives of Clinical Neuropsychology*，*28*，649-664.

高血压)会增加患者日后出现认知障碍的概率。近期一些研究发现,高血压使女性患痴呆的风险增加了65%[258]。也有证据表明,中年高血压最终会在男性群体中导致痴呆[259],不过成功降低血压可以最大限度减少认知问题的发生风险[260]。总之,我们可以把血压看作一种与大脑和整体健康息息相关且可以改变的生活方式,越早把血压恢复到正常水平越好。

最近一项研究特别关注了运动对心血管疾病患者认知能力的影响[261],这些患者大多患有高血压。研究开始时,这些人通常久坐不动,每周运动不超过两次,每次不超过半个小时。随后,在接下来的6个月里,他们每周运动3次,每次步行或骑自行车35分钟。他们还接受了DASH培训。正如我们在第8章中讨论的,DASH与地中海饮食类似,强调减少食物中钠的含量。

对于高血压患者来说,这项研究带来了好消息:坚持运动的人在思维灵活性和工作记忆等执行功能方面有明显改善。DASH对上述能力的改善作用更大,但这只适用于同时进行运动的人。请注意,早

---

[258] 参见P. Gilsanz et al. (2017), Female sex, early-onset hypertension, and risk of dementia, *Neurology*, *89*, 1886-1893.

[259] 参见L. J. Launer et al. (2000).

[260] 参见The SPRINT MIND Investigators (2019), Effect of intensive vs. standard blood pressure control on probable dementia: A randomized clinical trial, *JAMA*, *321*(6), 553-561, doi:10.1001/jama.2018.21442.

[261] 参见J. A. Blumenthal et al. (2019), Lifestyle and neurocognition in older adults with cognitive impairments, *Neurology*, *92*, e1-e12, doi:10.1212/WNL.0000000000006784.

期的一些研究发现 DASH 对认知能力有特定的益处[262]，而与运动等其他因素无关，因此，即使仅做出有益于脑健康的饮食改变也不失为一个良策。不言而喻，即使有一些健康问题，运动和饮食习惯的改变也会对大脑运作产生积极影响。

另一个相关的话题是肥胖症。肥胖症（身体质量指数，即 BMI 大于等于 30）是一个持续存在的重大公共卫生问题。目前，超过三分之一的美国成年人患有肥胖症[263]，而体重问题在中年时期尤为常见（40%的成年人在这方面有困扰）。超重的人往往患有高血压，所以我们在前文提过的问题也适用于此处的体重困境。当然还有另一层原因需要考虑：肥胖与大脑变化有关且独立于其他因素。事实上，除了超重之外，健康问题与某些区域的脑容量减少无关[264]。比如，超重者的额叶和海马等区域容量较小。

超重或肥胖还会影响思维能力，尤其是执行功能。一些研究发

---

[262] 一项研究发现，单独采用 DASH 可提高大脑加工速度，但与运动相结合，对大脑的益处更大。参见 P. J. Smith et al. (2010), Effects of the Dietary Approaches to Stop Hypertension diet, exercise, and caloric restriction on neurocognition in overweight adults with high blood pressure, *Hypertension*, *55*, 1331-1338；又见 H. Wengreen et al. (2013), Prospective study of Dietary Approaches to Stop Hypertension and Mediterranean-style dietary patterns and age-related cognitive changes: The Cache County study on memory, health and aging, *American Journal of Clinical Nutrition*, *98*, 1263-1271.

[263] 参见 C. L. Ogden et al. (2015), *Prevalence of Obesity among Adults and Youth: United States, 2011-2014*, NCHS Data Brief, no. 219, Hyattsville, MD, National Center for Health Statistics.

[264] 参见 C. A. Raji et al. (2010), Brain structure and obesity, *Human Brain Mapping*, *31*(3), 353-364.

现,超重会影响做决定、制订计划和思维灵活性[265]。然而研究结果不一致,这意味着并非每个体重超标的人都会遇到认知问题,但存在出现这类问题的风险。

通常来看,肥胖症与轻度认知障碍和阿尔茨海默病有着令人不安的关系。与糖尿病一样,中年肥胖也会显著增加多年后认知问题的发生概率[266]。多项长期追踪数千人的研究表明,肥胖症和痴呆之间存在联系。雪上加霜的是,肥胖症中常见的总胆固醇水平过高[267]也会使人更容易患痴呆,尤其是在中年时期。

幸运的是,有一些对于肥胖和超重的积极或保护性因素值得牢记。首先,如果你在与体重搏斗,但身体强健,那就不太容易出现严重的健康问题。一些科学研究表明,加强体育运动可能比单纯的减肥对健康更重要[268]。还有证据表明,减轻体重可以提高思维能力[269]和改

[265] 参见 S. Fitzpatrick et al.(2013),Systematic review:Are overweight and obese individuals impaired on behavioural tasks of executive functioning? *Neuropsychology Review*,*23*,138-156.

[266] 参见 D. S. Knopman et al.(2018),Midlife vascular risk factors and midlife cognitive status in relation to prevalence of mild cognitive impairment and dementia in later life:The Atherosclerosis Risk in Communities Study,*Alzheimer's & Dementia*,*14*,1406-1415;又见 W. L. Xu et al.(2011),Midlife overweight and obesity increase late-life dementia risk,*Neurology*,*76*,1568-1574.

[267] 参见 KJ Anstey et al.(2008),Cholesterol as a risk factor for dementia and cognitive decline:A systematic review of prospective studies with meta-analysis,*American Journal of Geriatric Psychiatry*,*16*(5),343-354.

[268] 参见 V. W. Barry et al.(2014),Fitness vs. fatness on all-cause mortality:A meta-analysis,*Progress in Cardiovascular Diseases*,*56*,382-390.

[269] 参见 S. Masi et al.(2018),Patterns of adiposity,vascular phenotypes,and cognitive function in the 1946 British Birth Cohort,*BMC Medicine*,*16*,75.

善记忆。回到有关营养的章节,值得注意的是,地中海饮食有助于减轻体重[270]和降低“坏胆固醇”水平。这些因素对整个身体和脑健康也大有裨益。

你的大脑是否烟雾缭绕?

如果你吸烟,可能会有很多人劝你戒烟,我也会这么做。但你也知道,这是最难戒掉的事情之一。许多人花了数年时间戒掉烟瘾,然后又重新开始,周而复始。我经常在病人身上看到这种模式,这证明尼古丁是多么容易成瘾,也证明了环境中的诱因或线索(比如闻到烟味或与吸烟者在一起)令戒烟变得更加困难。虽然最近有人呼吁降低香烟中尼古丁的含量[271],以减少成瘾,但在未来的许多年里,吸烟还会是一个持续存在的主要的公共健康问题。

如果你在寻找戒烟的动力,那就是:吸烟真的对大脑有害。作为一名心理学家,我熟知脑损伤、痴呆、多发性硬化和脑卒中等许多疾病对大脑的负面影响,但直到最近,心理学领域才开始关注吸烟是影响认知的罪魁祸首之一。这不是我多年前接受培训时学到的知识。然而,当研究吸烟与大脑的科学关系时,我们有理由对其危害发出警报。

---

[270] 参见 K. Esposito et al. (2004), Effect of a Mediterranean-style diet on endothelial dysfunction and markers of vascular inflammation in the metabolic syndrome, *JAMA*, *292*(12), 1440-1446; 又见 A. Jula et al. (2002), Effects of diet and simvastatin on serum lipids, insulin, and antioxidants in hypercholesterolemic men, *JAMA*, *287*(5), 598-605.

[271] 参见 B. J. Apelberg et al. (2018), Potential public health effects of reducing nicotine levels in cigarettes in the United States, *New England Journal of Medicine*, *378*(18), 1725-1733.

吸烟对大脑的影响大小不一[272]。研究发现，吸烟者的大脑会出现全面萎缩，包括额叶、颞叶和枕叶等多个区域；白质作为能在大脑中有效传递信号的重要的脑组织也会出现小的病变。还有证据表明，吸烟与大脑功能之间存在剂量-反应关系。换句话说，吸烟时间越长，大脑受到的损害越大。

就特定认知能力而言，吸烟会影响我们对所见所闻的新信息的学习和记忆[273]（包括言语记忆和非言语记忆），以及思考和推理的速度。吸烟者的思维灵活性和工作记忆也较差。从十几岁的青少年到六十岁以上的成年人，各个年龄段的吸烟者都会出现这类问题。多项研究表明，随着时间的推移，吸烟者的思维能力比不吸烟者下降得更快[274]。

专家一致认为，作为预防各种痴呆的策略之一，戒烟肯定是有用

---

[272] 参见 T. C. Durazzo et al. (2010), Chronic cigarette smoking: Implications for neurocognition and brain neurobiology, *International Journal of Environmental Research and Public Health*, *7*, 3760-3791；又见 J. Gallinat et al. (2006), Smoking and structural brain deficits: A volumetric MR investigation, *European Journal of Neuroscience*, *24*, 1744-1750.

[273] 参见 T. C. Durazzo et al. (2012), A comprehensive assessment of neurocognition in middle-aged chronic cigarette smokers, *Drug and Alcohol Dependence*, *122*, 105-111；以及 T. C. Durazzo et al. (2010).

[274] 参见 A. C. J. Nooyens et al. (2008), Smoking and cognitive decline among middle-aged men and women: The Doetinchem Cohort Study, *American Journal of Public Health*, *98*(12), 2244-2250；又见 S. Sabia et al. (2012), Impact of smoking on cognitive decline in early old age: The Whitehall Ⅱ Cohort Study, *Archives of General Psychiatry*, *69*(6), 627-635.

的[275]。例如,一项大型研究对近 9000 名 40 岁出头的人进行了长达 25 年的追踪调查[276]。这项研究的目的是确定中年时期的哪些因素可以预测多年后痴呆的诊断结果。我们已经介绍了一些在这项研究中与痴呆有关的因素:高血压、糖尿病和高胆固醇。吸烟是另一种增加痴呆患病风险(增加 26%)的生活方式。其他科学家指出,如果全世界有数百万人不吸烟,他们就有可能避免患阿尔茨海默病[277]。

幸运的是,如果你已戒烟或正在戒烟,请记住:戒烟与提高认知能力息息相关。科学研究表明,随着时间的推移,戒烟不出几年就能提高记忆和执行功能[278]。戒烟 10 年后,戒烟者出现的年龄相关的认知变化与从不吸烟的人的比例大致相同[279]。所以,长期吸烟后戒烟在多方面都有令人信服的好处。

我再重复一遍:我们在中年时所做的事情,包括参与的活动类型,以及在饮食、医疗保健和是否吸烟的选择和决定对我们未来几十年的大脑和总体健康水平有着重要的影响。

---

[275] 参见 K. Deckers et al. (2014), Target risk factors for dementia prevention: A systematic review and Delphi consensus study on the evidence from observational studies, *International Journal of Geriatric Psychiatry*, *30*, 234-246.

[276] 参见 R. A. Whitmer et al. (2005), Midlife cardiovascular risk factors and risk of dementia in late life, *Neurology*, *64*, 277-281.

[277] 参见 D. E Barnes and K. Yaffe (2011), The projected impact of risk factor reduction on Alzheimer's disease prevalence, *Lancet Neurology*, *10*(9), 819-828.

[278] 参见 Nooyens et al. (2008).

[279] 参见 Sabia et al. (2012).

基本要点

以下是关于健康状况、吸烟和脑健康的几个要点：

- 1型或2型糖尿病与涉及记忆、加工速度和执行功能等多种认知能力的障碍有关。
- 糖尿病也会增加患痴呆的风险。
- 地中海饮食和运动可以预防糖尿病，也可以减少糖尿病对大脑的影响。
- 高血压与轻度认知障碍、痴呆和其他认知问题有关。
- 通过运动和饮食（如DASH）来降低血压，能够改善整体健康和脑健康。
- 超重或肥胖会导致轻度认知障碍，尤其是在执行功能方面。
- 通过节食或运动减轻体重可以改善脑健康。
- 吸烟会使多个大脑区域缩小，损害记忆、执行功能和加工速度，还会增加患痴呆的概率。
- 随着时间的推移，戒烟者的多种认知能力会有所改善。

关键问题：有关健康问题和戒烟的个人规划

本章提及的我力争做得更好的事项：

____

____

妨碍我改善健康问题和戒烟的因素：

____

____

对于上述事项，我可以改善的地方：

____

____

我可以尝试的用以改善健康问题和戒烟的两件事：

1. ____

2. ____

对于第一件事，可以使用的策略：

____

____

对于第二件事，可以使用的策略：

____

____

本周我能采取的用以改善健康问题和戒烟的小措施：

____

____

本月我能采取的用以改善健康问题和戒烟的小措施：

____

____

未来3个月，我为自己制订的管理健康问题和戒烟的目标：

____

____

未来6个月，我为自己制订的管理健康问题和戒烟的目标：

____

____

从本章学到的能帮助我改善健康问题和戒烟的知识：

____

____

更好地管理健康问题和戒烟如何与我目前的价值观保持一致：

____

____

第四部分

勇往直前——将想法付诸行动

12

坚持有益于脑健康的生活方式

我们已经介绍了与脑健康有关的重要议题,希望你在日常生活中付诸实践。也许你在运动、营养、脑力活动、睡眠卫生、压力管理及其他方面已经取得了进步。你可能成功地回答了前几章末尾列出的关键问题,朝着自己想要的方向前进,但改变是一个漫长而曲折的过程。老话说"成功并非一蹴而就"是有道理的。就像新年计划一样,最初做出改变的兴奋和兴趣可能会逐渐消退,尤其是有一些东西一开始就碍手碍脚。如果能通过意志来改变自己的行为有多好,但不幸的是,事情通常不是这样的。要养成新习惯和改变生活方式确实是艰难的事情。有许多因素能促进或破坏这个过程,包括一些意想不到的事情。甚至关于改变如何发生的信念也会对我们的生活方式产生积极或消极的影响。

在本章中，我们将详细地谈论改变生活习惯的科学原理，同时考虑前面涉及的主题。如果你在推进新的改变时遇到了困难，希望本章的一些想法可以助你向前迈进。本章讨论的是 CAPE 模型中的“E”：培养健康用脑习惯的大脑教育。

以学开车为例，这件事不容易。我们要花很长时间学习使用油门、刹车、方向盘、转向灯等，期间还会遇到很多挫折。整个过程非常费力，对认知能力的要求也高，但经过几个月的努力，这一过程就会变得自动化。当你能熟练地驾驶汽车，你就不会细思多年前在驾校学到的许多驾驶技能，而是专注于其他事情（如找一首好歌听，或决定今晚吃什么）。正如我们将看到的，提高驾驶技术实际上与我们在本书中讨论的生活方式的改变有相似之处。

科学背景

逐步养成有益于脑健康的生活方式

如果你正在为开始一项新的健脑活动而苦恼，或发现阻碍你前进的习惯难以改变，别担心，你并不孤单。约 50%的人在打算改变自己的行为时未能如愿[280]。你正在阅读这一章和这本书，这表明你对这

---

[280] 关于所谓意图-行为差距的详细综述，参见 P. Sheeran (2002), Intention-behavior relations: A conceptual and empirical review, *European Review of Social Psychology*, *12*(1), 1-36.

个主题很感兴趣，有动力学习可行的新策略。让我们思考一下，如何才能成为另一半朝着积极的方向改变行为的人。

你可能想知道，从长远来看，新的生活方式需要多长时间才能成为日常习惯的一部分。养成一个新的习惯需要多长时间？一项研究提出了一些有趣的见解。研究者让一组年轻人说出一种希望在自己生活中培养的新习惯[281]，如运动、更健康的饮食习惯或冥想。要求他们选择一件每一天都会做的事作为这种新习惯的提示或提醒（比如每天早餐后做 5 分钟的冥想）。他们必须每天向研究者提交一份报告，说明其是否真的做了想要养成的新行为。

参与者接受了 3 个月的追踪调查，研究者想了解新习惯需要多久才能成为自动化的行为。也就是说，人们是否会在用餐等日常活动后自发做出某一新的行为。与现实情况一样，大约一半的参与者在研究结束时并没有养成新习惯。另一半人情况则不同：他们在第 12 周时就已养成新习惯，有的人甚至更早。养成一个习惯平均需要 66 天，改变饮食习惯（平均 65 天）比养成运动习惯（91 天）要容易一些。研究还发现，在努力养成新习惯的过程中，偷一天懒并不是什么问题。但其他研究表明，偷懒超过一天的时间，尤其是在一项新习惯的早期养成阶段，会使你的收获化为乌有，让你回到起点。

一项有趣的研究专门探讨了养成一个新的运动习惯所需的时

---

[281] 参见 P. Lally et al. (2010), How are habits formed: Modelling habit formation in the real world, *European Journal of Social Psychology*, *40*, 998-1009.

间[282]。研究人员对 94 名参与者进行了几个月的追踪调查，试图确定人们何时能养成锻炼身体的好习惯，即研究参与者每周去健身房的频率（记录参与者在健身房入口处刷会员卡的次数）。结果发现，养成运动习惯的时间约为 5 周：人们在这段时间内去健身房的次数越多，就越有可能长期保持这一习惯。相反，人们如果在前 5 周过于懈怠——尤其是如果至少一周没去健身房，运动的努力很可能要白费。长期坚持新的生活方式，及时移除不可避免的阻碍，是一种能让大脑变得更好的健康而实际的方法。

关于习惯养成的方法

习惯是如何养成的？有研究指出了四个关键步骤[283]。首先，我们需要下定决心——是时候改变生活方式了。也许是多运动、少吃垃圾食品，或学习演奏一种乐器。其次，决定做一些和新习惯有关的事情，比如日常运动或清理零食柜里的饼干和薯条。这是一个具有挑战性的步骤，被称为意图-行为差距；我们都有改善生活的想法，但要改变行为，使之与我们的计划保持一致往往相当困难。正如有半数人打算养成新的健康习惯，比如运动，甚至接受癌症筛查，但却没做到。改变生活方式无疑是一场艰苦的斗争。

---

〔282〕 参见 C. J. Armitage (2005), Can the theory of planned behavior predict the maintenance of physical activity? *Health Psychology*, *24*(3), 235-245.

〔283〕 有关养成新习惯的研究摘要，参见 P. Lally and B. Gardner (2013), Promoting habit formation, *Health Psychology Review*, *7*(1), S137-S158.

第三步是很难的，这个关键步骤是重复新习惯。如果只做一两次就会迅速回到你的舒适区——重复是养成新习惯的关键。

养成新习惯的最后一步是持续做某件事情，直到其成为自动化的行为。例如，每周二和周四早餐后散步或在健身房锻炼，或当你想吃零食时，选择胡萝卜而不是饼干。从大脑的角度来看，当你不再需要刻意去想某件事情(由前额叶驱动)，而是建立一个有效的、自动化的常规行为(由大脑皮质下的一些区域驱动，包括基底神经节)，某些事情就会习惯成自然了[284]。

我弹吉他，有时会听到一首想学的曲子。这种情况时有发生，所以我创建了一份歌曲清单，希望能在未来某个时候学会。从我的愿望清单到真正开始学一首曲子，即意图-行为差距，需要付出努力。我要在网上查找教学视频、找吉他谱或自己琢磨这首歌(通常效率较低)。

一旦选定了某首歌，并找到了能帮我学习的材料，就要反复练习几十遍甚至上百遍。除非我很喜欢这首歌，或面对错综复杂的乐谱时，能控制好自己的挫败感，否则我就会陷入困境。最终，我能够自如地弹奏这首歌，但这要花费大量的时间和精力(以及极大的耐心)。在这一过程中，我能直接感受到这四个步骤的重要性。每个人都可能成功，也可能会错失良机。

当然，不良习惯也会以类似的方式形成。在我们观看体育比赛、

---

[284] 有关习惯的神经解剖学的技术性讨论，参见 H. H. Yin and B. J. Knowlton (2006), The role of the basal ganglia in habit formation, *Nature Reviews Neuroscience*, 7, 464-476.

电视节目或连续剧时,经常吃薯片或其他不健康的零食,开始只是因为新鲜感,后来就习以为常了。坚持好习惯很好,但坏习惯也很难改掉,这是可以理解的。我们将在后文讨论这一点。

如果你想养成一种新的生活方式,增加成功概率的方法之一是内置提醒或提示[285]。例如,在一天中某个固定的时间点设置提醒,最好是与某个事件相关联的提示。这样,就不会因为依赖时间而使事情复杂化。比如一日三餐或每周例会可以起到提醒作用:这些都是一贯的、确定的事情,在提示我们做某事时往往特别有用。

Ben是我的一位来访者,他对把冥想作为管理压力的一种方式很感兴趣。尽管最初的努力进展缓慢,但他很有兴趣了解正念对大脑的益处(类似于我们在第10章介绍过的)。Ben的手机上有一个冥想的应用程序,但在坚持使用这个程序时遇到了麻烦。所以,我们讨论了将冥想融入生活的可能方法,比如将某一餐作为提示。他认为午餐对他来说是一个绝佳的提醒,便开始在午餐前做5分钟的冥想练习。最终达到了两个目的:有了一个始终不会忘记的事情作为提醒——他从来不会不吃午餐,并且他开始吃得更慢、更用心,因为冥想后他会处于一种更放松的状态。

还有一件事值得一提:虽然目前尚不清楚给自己有形的奖励(如喝咖啡或吃甜点)是在帮助还是损害你养成新习惯的能力,但科学确实强调了追求目标时内在激励的价值。个人动机对于参与一项新活

---

[285] 参见 Lally and Gardener (2013).

动来说尤其强大。沿着这一思路，我们讨论过心流状态——在参与一项既有挑战性又令人愉悦兴奋的活动时的体验。处于心流状态是一种内在的奖励，让我们达到这种状态的活动一定会激励我们再次尝试。与此相关的是，享受一项新活动显然会增加我们继续参与这项活动的可能性[286]：这是积极心理学公认的研究结果。

花时间反思一下：你擅长做什么？也许是擅长的爱好、运动，或是与工作有关的活动？你是如何发展这方面的技能的，用了多长时间？当你计划改变生活方式时，过去行之有效的策略或过程可以成为你的盟友。成功经验中的一部分可能对于现在的你来说很有价值（真的很有价值）。

关注所做之事，遵循计划行事

改变行为最有效的方法之一就是监控。这听起来很简单，实际上也确实可以做到，持续记录我们的运动量、社交活动、营养饮食等行为的确很重要。我希望你能一直这样做。自我监控记录表可用于启动你想要的改变。对于我们希望做到的任何生活方式的调整，当务之急是必须了解其行为标准是什么，我们的计划是什么，以及如何应对可能妨碍我们实现目标的障碍。

很多研究证明，当我们想要做出改变时，监控自己的行为是很有价值的。一项研究调查了与人们改善饮食和坚持运动的程度有关的

---

[286] 参见 P. Van Cappellen et al.（2018），Positive affective processes underlie positive health behavior change，*Psychology and Health*，*33*(1)，77-97.

因素[287]，涉及数十项小型研究，研究对象超4万人，研究重点是积极改变生活方式的26种策略。在所有行为改变策略中，有一种策略独领风骚：自我监控。简而言之，为了做出改变，我们需要追踪自己的行为来了解目前的所作所为。

同样，我们为改变行为制订有备无患、可以根据需要随时修改的计划也是至关重要的。对行为改变过于乐观可能会和消极悲观一样成为问题。我们需要在目标和实现目标道路上可能遇到的障碍之间找到一个平衡点。使目标具体又明确，而不是空想又模糊，这将帮助我们预测不可避免的挑战，以便推动我们向前迈进。

上文提到的研究发现，除了监控我们的行为之外，为改变行为设定目标，并定期审查这些目标，对改进生活方式（和整体健康）也很重要。不要害怕告诉别人你正在做什么：研究表明，当别人知道我们的目标时，我们能更好地实现目标[288]。这样做还有一个目的，那就是在生活中我们所做的事情可以得到人们的支持。人们会提供鼓励和建议，甚至可能会引导你远离问题的干扰。

另一个有效的策略是身体力行地记录我们实现目标的情况[289]。把它们写在清单或便签上，或者记录在智能手机或其他设备的应用程

---

[287] 这是一项大型研究，对影响饮食和运动的具体策略进行了分析。参见 S. Michie et al. (2009), Effective techniques in healthy eating and physical activity interventions: A meta-regression, *Health Psychology*, *28*(6), 690-701.

[288] 相关研究实例，参见 B. Harkin et al. (2016), Does monitoring goal progress promote goal attainment? A meta-analysis of the experimental evidence, *Psychological Bulletin*, *142*(2), 198-229.

[289] 同上。

序上，都会增加我们完成既定目标的机会。按照这个思路，你可能听说过 SMART，其含义是：

- 具体的（specific）；
- 可衡量的（measurable）；
- 可实现的（attainable）；
- 相关的（relevant）；
- 基于时间的（time-based）。

对于任何目标来说，SMART 都是一个很好的框架，我们可以将其用于健脑目标的设定。比如，你一直想改变饮食习惯，吃更多促进脑健康的地中海饮食的食物。你可以这样使用 SMART：

- 具体的：每周至少吃一次鱼和绿叶蔬菜；
- 可衡量的：在日记本上记录鱼和蔬菜的摄入量；
- 可实现的：我的目标是每周以这样的方式吃一次饭，这对我来说是一个转变，但我可以做到；
- 相关的：我对改善脑健康很感兴趣，这个目标就是一种方法；
- 基于时间的：我将在一个月内改变饮食习惯，一个月后再重新评估我的目标和之后我可能想要做的调整。

或者，坚持锻炼身体：

- 具体的：下个月每周二和周四，我会利用午餐时间快走 30 分钟；
- 可衡量的：用智能手机里的应用程序记录我的运动情况；
- 可实现的：我通常会在午餐时间阅读或上网，所以挤出 30 分钟的时间运动是可行的；
- 相关的：我知道运动对我的大脑很有益，这对我来说是一个有意义的目标；
- 基于时间的：我会在下个月尝试这种运动方式，然后再重新评估。

一个相关问题是管理妨碍建立积极、健康的生活习惯的陋习。比如，你在努力争取每晚睡 7～8 小时，但因为你是一档深夜喜剧节目的忠实粉丝，所以很难做到这一点。笑固然是一剂良药，但一夜好眠的益处远远胜过看晚间节目直播。正如我们之前说过的，环境中的线索或提醒会帮助或阻碍我们养成良好的习惯。在这种情况下，看到电视遥控器会引导我们走向两条不同的路径（图 12.1）。

科学研究在这方面也提供了一些重要的见解。所谓的严密监控[290]，本质上是要警惕那些促使你养成坏习惯的线索（比如当你准备睡觉时，会拿起电视遥控器并按下开关键），这能帮助你远离诱惑。在这种情况下，你可以对自己说，“不要这么做”或“我知道拿起遥控器会

---

[290] 参见 J. M. Quinn et al. (2010)：Can't control yourself? Monitor those bad habits, *Personality and Social Psychology Bulletin*, *36*(4), 499-511.

发生什么”。一般来说,通过做其他事情来分散自己的注意力,或者离开这个房间或环境,都可以帮助你做出积极的改变。

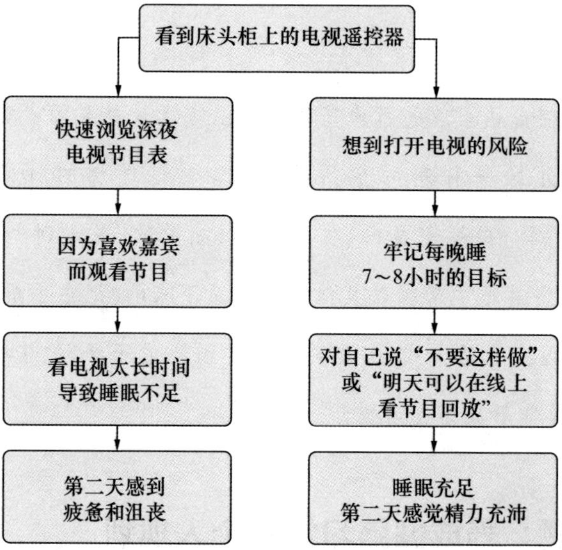

图 12.1　环境线索会帮助或阻碍我们养成好习惯

基本要点

以下是本章的要点:

- 有证据表明,牢固养成一个新习惯大概需要 66 天或更长时间。
- 研究表明,养成新的运动习惯至少需要 5 周时间。
- 养成新习惯的四个关键步骤:决定做出改变、采取行动改变、重复这个行为,以及形成自动化行为。

- 设置合适的提醒或提示事件有助于习惯养成，对长期保持（和强化）习惯至关重要。
- 在尝试有益脑健康的新习惯时，内心的满足感比外部奖励更好。
- 监控自己当前的行为是改变生活方式最重要的步骤之一。
- 在开始一种新的生活方式时，制订详细的计划。如使用SMART（具体的、可衡量的、可实现的、相关的、基于时间的）特别有用，尤其是将其写下来或以其他方式记录下来（如记在手机上）。
- 在改变生活方式时，要警惕各种诱惑或干扰，它们会使你迷失方向或导致你形成不良习惯。

关键问题：养成健脑习惯的个人规划

我试图纳入日常生活的主要活动或行为：

____

____

迄今为止，我在将这项活动融入日常时的成功之处：

____

____

迄今为止，我在将这项活动融入日常时遇到的挑战或挫折：

____

____

在养成习惯的四个关键步骤中，我遇到困难的是：

____

____

能帮助我保持正确方向的提醒或提示(或将来能用得到的)：

____

____

可能与现在有关的，过去在培养新习惯或技能时我学到的东西：

____

____

我可以制订 SMART 目标，帮助我建立有益于脑健康的生活方式：

具体的：______________________________

____

可衡量的：______________________________

____

可实现的：______________________________

____

相关的：______________________________

____

基于时间的：______________________________

____

根据本章内容，我计划做出以下改变：

____

____

这些变化如何与我当前的价值观保持一致：

____

____

与第1章末尾的自我评价相比，你有哪些改变？你还将做什么？

____

____

总结　脑健康的基本要点

根据贯穿全书的各章的基本要点，以下是与改善脑健康要点有关的最终摘要：

CAPE 脑健康的四个关键领域

- 认知策略
- 活动参与
- 预防认知问题
- 大脑教育

认知策略

- 尝试在内部策略（自我生成的）和外部策略（如日历或便签等）之间找到平衡，帮助记忆和管理日常任务。
- 为提高注意，用言语表达或自言自语地完成任务。
- 为增强对新事物的记忆，可使用的策略包括重复、个人联想、画出想要记住的东西，以及把信息归纳成易于记忆的“包”，比如缩写词或故事。

- 任务清单要简明扼要，尽量一次只完成一项任务，然后再做其他事情。

- 如果你正在为解决日常问题而苦恼，那就退一步，做几次深呼吸，然后扪心自问是否还有其他可能没有考虑到的选择。

- 当接受新任务时，增加进入心流状态的机会：在开始前做好充分准备，确保你所需要的所有资源都在手边，并努力保持积极且投入的态度。

运动与大脑

- 任何运动对大脑都有好处，尽管大多数研究关注的是散步或快走对大脑的促进作用。

- 在生命的任何阶段，尤其是中年时期，身体健康能降低患阿尔茨海默病的概率。

- 即使是低强度的运动也有助于降低患心血管病和发生其他健康问题的风险。

- 每天至少运动10～15分钟有益于大脑和认知能力，每天运动20～30分钟会更好。

- 中等强度运动(以最小到最大运动量0～10级评分，评分为5分或6分)对脑健康和认知能力尤为有益，比如执行功能。

• 在运动中加入社交元素可能比单独运动对大脑更有益，而且可以帮助你坚持运动。

社交与大脑

• 定期与他人社交对情绪和脑健康都有好处。

• 至少 10 分钟的社交互动比短暂的社交互动更有益于大脑。

• 你的社交范围越广，大脑就运作得越好，患痴呆的风险就越低。

• 感受到他人的支持可以丰富情感，也对大脑有益。

• 消极的社交和孤独会损害大脑和认知能力。

• 做社区志愿者有一个很大的好处：改善脑健康。

脑力活动与大脑

• 阅读、棋类游戏、摄影、填字游戏、演奏乐器或制作手工艺品等有益身心的业余爱好，对脑健康有积极作用。

• 每天花一个小时或更长时间在业余爱好上对大脑最有益。

• 中年时期的业余爱好可以预防晚年出现痴呆症状。

• 尝试发展或参与一种以上的业余爱好或活动，对认知能力和脑健康有好处。

• 从事复杂而有激发性的工作，尤其是管理他人的工作，似乎对大脑有保护作用。

- 科学研究未发现所谓的健脑游戏对脑健康的益处。

营养与大脑

- 地中海饮食是一种很好的健脑饮食方式，许多研究都支持这种饮食可以缓解认知能力下降和降低患痴呆的风险。
- MIND是地中海饮食的改良版，强调浆果、绿叶蔬菜的摄入，可能对大脑更有益。
- 以高脂肪乳制品、红肉和加工食品为主的西方饮食对大脑和认知能力没有好处。
- ω-3脂肪酸，尤其是通过饮食摄入的，对大脑和认知能力有许多积极的作用。
- 鱼类、坚果、橄榄油、浆果和蔬菜等食物与改善脑健康有关。
- 现有研究不支持保健品可以改善大脑功能的说法。

睡眠与大脑

- 每晚7～8小时是最佳睡眠时间。
- 每晚睡眠时间少于6小时或多于9小时，可能与认知问题有关，尤其是如果连续几晚都是如此。
- 注意睡眠卫生有助于促进睡眠质量，如避免在下午或晚间摄入咖啡因、不要躺在床上看电视或手机、坚持规律的作息时间。

- 少于30分钟的午睡能暂时增强多种认知能力，包括学习和记忆新信息的能力。
- 睡眠呼吸暂停会降低注意、加工速度、记忆和执行功能，使用CPAP有助于改善认知能力。
- 早上8：30或更晚上课的高中生睡眠时间更长，在认知、情绪和行为方面更健康。

缓解大脑压力

- 压力是很主观的体验，因为一个人认为是压力的事情对另一个人来说可能是有趣或快乐的。
- 压力会对海马和额叶产生负面影响，导致记忆和执行功能减退。
- 正念冥想和瑜伽可以改善认知能力，并增加多个大脑区域的容量。
- 感恩练习，比如每周写几件感激的事情，可以减轻压力，降低血压。
- 肯定对你有意义的价值观是一种有效的减压技巧。
- 无论是当下还是未来，运动能够减轻压力、改善情绪。

疾病和吸烟对大脑的影响

• 糖尿病会引发多种认知问题，尤其是与记忆、加工速度和执行功能有关的问题。

• 高血压和肥胖也和认知障碍有关。

• 糖尿病、高血压和肥胖是包括阿尔茨海默病在内的各类痴呆的患病风险因素。

• 运动、地中海饮食和DASH都能减轻疾病对大脑的影响。

• 吸烟与脑萎缩、认知障碍和痴呆有关。

• 戒烟者的思维能力会有所改善，尽管可能需要几年的时间。

坚持有益于脑健康的生活方式

• 养成新习惯或改变生活方式需要时间。研究表明，运动习惯的养成至少需要5周；一般来说，习惯大约需要66天才能养成。

• 在决定采用一种新的健脑方式并开始改变时，需要多次重复该行为才能使其自动化。

• 监控当前的行为是改变生活方式至关重要的一步。

• 提醒或线索（比如每天在早餐前运动）有助于建立新习惯并长期保持下去。

• 就如何改善脑健康创建一个详细的书面计划，一个方法是制订 SMART 目标:具体的、可衡量的、可实现的、相关的和基于时间的。

- 在养成新习惯的过程中,要注意避免分心,并制订策略帮助你始终专注于自己的目标。

思考与讨论

1. 在脑健康方面，你对什么主题最感兴趣？

2. 本书提到的哪项研究是你意料之外的？

3. 在阅读本书之前，你对大脑和神经科学了解多少？

4. 你怎么看待活动对脑健康的影响？是否有关于特定活动的证据？

5. 你从本书中学到的之前不了解的科学事实是什么？说出令你印象最深的两三个知识点。

6. 你在多大程度上使用了“关键问题”部分来实现自己的目标？

7. 今后你打算如何利用从本书中学到的知识？

8. 未来你还会选择阅读有关脑健康的书籍吗？

9. 这本书是否让你想要学习更多有关大脑和神经科学的知识？

对于每一章节

1. 关于本章的基本要点，哪条或哪几条能融入你的生活？

2. 在本章中，你学到了什么令你感到震惊或意料之外的事情？

3. 在本章中，你还想了解什么内容？

4. 本章末尾的“关键问题”对你来说有多大用处？

附录1　神经科学中的“科学”

本书的核心是神经科学研究。神经科学这个术语听起来具有前瞻性和吸引力，然而科学也存在缺陷。如果依赖神经科学的研究成果，我们就需要衡量科学性是否在神经科学中得到了很好的体现。

对于书中论及的许多研究，研究者试图从众多因素中找出一个有说服力的答案。例如，如果要确定社交活动对大脑是否有益，研究者会衡量一个人的社交参与程度，同时还会采用神经心理学测试或脑成像技术评估大脑功能。变量可以用多种方式进行测量，从而影响研究的最终结果。因此，社交活动可以通过测量一个人每天的社交时间、会面次数，以及社会支持的程度等来进行评估。

科学家需要证明研究结果是否准确回答了所提出的问题，并确保没有其他因素干扰数据。因此，在研究社交对认知能力的影响时，必须考虑或控制其他因素，包括年龄（社交对老年人记忆的影响可能大于年轻人）、受教育程度（大学生可能比受教育程度低的人更能从社交活动中获益）、体育运动（社交多的人运动也多，这是另一个对认知能力有强大影响的因素）。由于这些因素或混淆变量可以部分地（并非完全地）解释研究结果，我们需要考虑其在因变量中所扮演的角色。一些高级的统计技术能帮助我们调整可能影响研究结果的混淆变量，研究者可选择使用这些方法。

有些研究会探究干预因素对大脑的影响，比如新的运动计划或饮食习惯。在这类研究中，研究者需要创建相对同质的干预组和对照组。两组被试应在年龄、受教育程度、性别及其他相关因素上大致相同。如果两组之间存在差异，那么研究结果就可能存在缺陷，因为干预组和对照组之间的差异可能只是反映了组别的不同。

比如，比较一个运动项目对一组三十多岁的人（治疗组）和一组五十多岁不运动（对照组）的人的认知能力的影响，就没有多大意义。更好的研究方法应该是比较年龄相仿的人，对吧？这样，我们就知道任何一种生活方式的改变效果都应归结于干预本身，而不是我们不感兴趣的因素。

我们还要注意研究结果发表的地方。当今，每个学术领域都有许多学术期刊，有些处于行业的巅峰，有些则处于或接近低谷。在一般的期刊上发表研究结果比在知名期刊上发表要容易得多，但你仍可以声称自己在学术期刊上发表了研究成果。这样会使那些管理不善和弊端重重的研究合理化。雪上加霜的是，最近允许研究者只需付费就能发表研究成果的期刊越来越多，几乎不做同行评议（即在接受稿件之前，邀请一些同行评阅研究报告）。我尽可能考虑并引用了来自神经心理学和其他心理学分支领域（如临床心理学和社会心理学）、神经科学、老年医学、神经病学、神经影像学、全科和预防医学，以及流行病学等领域知名期刊的研究成果。

另一个重要问题与研究规模有关。所有的研究都不尽相同，在将一个有趣的结果推广到日常生活中之前，需要考虑样本量。本书中描述的研究通常包含了中等或较大的样本量，这是因为被研究的人越多，结果越有力。在可能的情况下，我也尝试对多项研究观察到的结果进行总结。单项研究的结果固然有趣，但几项研究的类似发现更令人信服，还能为研究结果的推广提供更好的依据。

由于书中引用的大部分研究都是在探讨生活方式对大脑功能和认知能力的影响，因此我们需要了解如何测量认知。一些研究，尤其是大型研究，一般采用简短的认知筛查测量方法，要求被试记住一些单词、快速心算，以及关于星期和日期的询问。使用这些认知筛查的优点是可以很容易地对数百名研究参与者进行筛查，缺点是其往往不能告诉我们大脑的运作情况。虽然它们可以表明脑卒中或痴呆患者有明显的认知障碍，但在检测轻度认知问题方面的效果要差得多。

比如，多年来医生们一直认为，大多数多发性硬化患者的记忆或其他认知能力并没有明显下降。这一结论是因为当时通用的认知筛查方法简单粗糙，对轻度缺陷的筛查能力有限。一旦对该患者进行了广泛的认知测试，信息加工速度和记忆检索等能力方面的问题就会显现。这些观察结果使人们对多发性硬化的认知问题有了新的认识，并明确了多达50%的多发性硬化患者至少会表现出轻度记忆或其他认知障碍。与此相关的是，与简单的筛查相比，使用综合性神经心理学测试的研究往往能更有效地发现认知问题和认知改善。

本书的重点是改善脑健康的生活方式，我们需要知道哪些有效、哪些无效。因此我尽可能地将在本书引用复杂的认知能力测试的研究，这通常能让我们更好地了解大脑的运作情况。

附录 2　神经成像技术概述

20 世纪 90 年代之前，我们对大脑的了解主要来自对脑损伤患者的研究。逻辑是这样的：如果有人因脑卒中或脑外伤累及大脑额叶，同时这个人变得比过去更容易冲动发怒，那么额叶一定与调节行为和情绪有关。类似这样的脑损伤个案研究为人们理解大脑如何运作提供了重要信息，但最主要的是它是如何损坏的。

现在，许多与神经科学有关的研究都使用了强大的脑部扫描或神经成像技术，这些技术可以对有无脑损伤的大脑进行精细观察。神经成像主要有两种，一是结构性神经成像。结构性神经成像让我们既能获取整个大脑的图像，又能观察某些区域（或结构），如额叶或海马。有时，神经成像研究的重点是回答有关特定大脑结构问题。例如，与没有轻度认知障碍的老年人相比，有轻度认知障碍的老年人的海马是否更小？

有些方法不仅可以直观地显示某些区域，还能量化这些区域的脑容量。结构性脑磁共振成像（structural brain magnetic resonance imaging）与其他磁共振成像一样，对了解组织功能和功能障碍非常重要。假设你在打网球和慢跑后感到膝盖疼痛，医生可能会建议你做磁共振成像，以了解是否有潜在的软组织或肌腱损伤。同样，结构性脑磁共振成像用于拍摄颅内组织（也就是你的大脑）的详细图像。结构性神经成像包括基于体素的形态测量，可用于量化特定脑区的脑容量；以及液体抑制反转恢复磁共振成像，有助于研究者量化多发性硬化等神经系统疾病的脑损伤范围。

二是功能性神经成像。功能性神经成像用于了解大脑在完成某类任务时是如何运作的，如用拇指触摸每根手指（运动任务）或记忆单词列表（认知任务）。我们在大众媒体上看到的大多数神经科学研究使用的都是功能性神经成像技术。它具有创新性和先进性，在很大程度上提高了我们对日常生活中大脑功能的认识。

功能性神经成像自 20 世纪 90 年代初开始使用，最常见的形式是功能性磁共振成像（即 fMRI）。它依据的是一个直观的原理：当我们进行某项特定活动时，与该活动有关的大脑区域就会充满氧合血红蛋白。fMRI 能够有效区分氧合血红蛋白和去氧血红蛋白的磁性，且两者之间的对比最终可以通过专门的计算机软件直观显示出来。这个过程的结果可能就是你在网上和各大报刊上看到的图像，它们解释了在执行某些任务时，哪些大脑区域会被激活。虽然神经科学技术并不完美，但在过去近 30 年的时间里，令我们对大脑的认识突飞猛进。

附录3　提供健脑服务的专业人士

我们有时想知道，哪些医疗服务提供者和专业人员会在工作中使用和转化与脑健康有关的信息。比如，我该与谁讨论脑健康原理或与大脑相关的问题呢？

临床神经心理学家是这一领域知识最渊博的专业人士之一。神经心理学家是获得哲学或心理学博士学位的医生，他们一般从事临床心理学研究，并完成了临床神经心理学博士后项目以进一步提高与大脑-行为关系相关的专业知识。他们擅长帮助他人以积极的方式改变自己的行为，诊断（或不诊断，视情况而定）认知障碍，并通过测量多种认知能力的复杂的神经心理学测验来确定认知优势与挑战。

更确切地说，神经心理学家会对日常生活中至关重要的认知能力进行评估，包括注意和专注力、执行功能（比如问题解决、组织和思维灵活性）、学习和记忆、空间和感知能力、接受性和表达性语言、精细动作及心理健康水平。他们会查看患者的各种医疗记录以了解其病史，进行深入访谈了解患者的日常生活和面临的挑战。评估结束后，神经心理学家通常会与患者一起查阅评估结果，并将这些结果告知医生——神经内科医生、精神科医生、神经外科医生、临床心理学家或教育学家。有些人会长期（或每隔几年）与神经心理学家会面，根据需要来监测认知能力，以及考虑新的治疗方法。

神经科医生是完成神经学住院医师培训的（内科）医生。他们会进行大量的访谈，使用磁共振成像等检测手段给大脑拍照，以诊断多发性硬化或帕金森病等脑部疾病。神经内科医生和神经心理学家经常合作，共同了解并治疗脑损伤或脑部疾病患者。在美国，神经内科医生可能会使用认知筛查来快速评估记忆以及其他能力，如果有迹象表明患者出现了与大脑相关的变化，他们通常会把患者转介给神经心理学家，以便对其认知功能进行更详细的评估。

在美国，临床心理学家是有博士学位的临床医生，他们接受过诊断及治疗抑郁症和焦虑症等心理问题的培训。他们可能会与神经心理学家合作，帮助有脑部问题的人改善情绪和行为。他们采用的行为策略包括认知行为疗法和人际关系疗法，这两者都以广泛的研究为基础。精神科医生也是诊断和治疗情绪障碍的医生，但他们倾向于使用药物来治疗这些问题。临床心理学家和精神科医生通常会联合使用行为疗法和药物疗法来改善患者的情绪。

在美国，另一个致力于提高大脑技能的专业人员是执行功能教练。他们通常是本科毕业生，可能拥有教育或其他领域的硕士学位。教练的关键角色之一是制订和强化策略，不断满足学业需求。教练与学业导师的不同之处在于，教练帮助人们发展全面的组织能力和其他执行功能，从而提高各学科的成绩。执行功能教练的工作对象包括各个年龄段的学生，但主要是儿童和青少年。

此外，总裁教练是一种专业的辅导角色，主要针对企业高管，旨在帮助他们提升领导力、决策能力和个人效能。在医院里，健康管理师与内科医生和其他临床医生并肩合作，强化患者的健康行为，助益大脑和身体健康。

译者后记

随着年龄增长，我们时不时会忘记一些平日里熟知的事情，比如突然忘记熟人的名字、忘记手机和钥匙放在哪里，甚至自己刚刚说过的话都想不起来。家中几位老人也相继出现不同程度的认知衰退现象。女儿的外公生前因骨折不能走动，失去了外出社交的机会，我们目睹他的大脑功能逐渐衰退，也曾寻找多种延缓大脑衰退的方法，比如多同他沟通交流，或者试图用他大学的专业知识以及发表的专业论文激发他的兴趣。最初他兴致勃勃，但毕竟我们陪伴时间有限，加上痴呆症状等多方面因素的影响，他最终确诊了阿尔茨海默病。

我们被深深地触动并开始反思，阿尔茨海默病也许不只是一种疾病，还与不良生活方式的积累演变有关。作为神经科医生，我们开始思考，想要一探究竟：有没有可以预防认知衰退的方法？幸运的是，在海外读书的女儿不经意间发现了这本书，它生动讲解了大脑与认知功能在总体健康中的核心作用，通俗易懂地介绍了神经系统的工作原理，并提供了多种预防认知衰退的实用建议。这本书告诉我们：大脑具有很强的可塑性，它的积极变化能够持续一生，即使在成年或老年阶段仍然可以重塑。

本书作者以平实的语言介绍了神经科学、认知健康和大脑运作等知识，从运动、社交、营养、认知训练、睡眠、压力和积极自我管理等方面系统讲解了提升脑健康的方法。同时，作者引用了神经科学、心理学、老年医学、神经影像学、全科医学和预防医学等领域的研究成果，基于科学实证，提出了有益于脑健康的生活方式。

我们在阅读之初就对这本书爱不释手，决定尽快翻译出来与更多读者分享。译事如耕，字斟句酌间尽是学问；译路漫漫，推敲琢磨处皆有洞见。虽然专业相近，但我们在翻译过程中还是遇到了不少困难，比如一词多义、复杂长句，以及惯用语和俗语的地道表达，更不用说那些跨学科的专业术语，都需要反复查证。经过近一年的译笔耕耘，书稿终得付梓。感谢女儿对已届知命之年仍孜孜以求的我们给予的鼓励与帮助。感谢北京大学出版社的信任和支持，感谢本书责任编辑耐心细致的审校工作，使此译作得以顺利出版。

译文不妥之处，恳请广大读者不吝指正。

韩桔苹　马春晓

2025 年 5 月于郑州